Think Green!
Love Lohas!

자연과 사람을 공경하는
당신이 아름답습니다!

인간과 지구는 함께 살아가는 동반자입니다.
살림로하스는 개인의 건강뿐만 아니라 사회의 건강, 자연의 건강을 추구합니다.
잘 먹고 잘 사는 웰빙을 넘어 인류와 지구를 생각하는 작지만 큰 실천을 담고 있습니다.
지구도 살고 인간도 사는 로하스 라이프!
작은 습관의 변화가 큰 변화를 만들어 냅니다.

| 일러두기 |

1. 먹을거리의 기본은 맛입니다. 몸에 좋은 먹을거리도 맛이 있어야 즐겁습니다.
   살림로하스는 좋은 재료 그 자체의 맛을 살리는 최소한의 레시피로 건강한 맛을 추구합니다.

2. 모든 먹을거리는 믿을 수 있는 재료로 만든 건강한 요리여야 합니다.
   살림로하스의 모든 레시피는 몸에 좋지 않은 것은 아무것도 넣지 않아 걱정 없이 즐길 수 있습니다.

3. 요리는 즐거워야 합니다. 레시피에 얽매이다 보면 요리가 어렵게 느껴집니다.
   재료 중 준비하기 어려운 것은 비슷한 맛이 나는 것으로 대체하거나 넣지 않아도 무방합니다.
   좋아하는 재료를 더 넣어도 좋습니다. 살림로하스의 레시피를 가이드라인으로 삼아 자기만의
   요리 스타일을 살려 보세요. 단 요리 초보자라면 레시피대로 하는 것이 좋습니다.

100세 건강 지키는
홍삼
보양밥상
40가지

한국인삼공사 엮음

살림Life

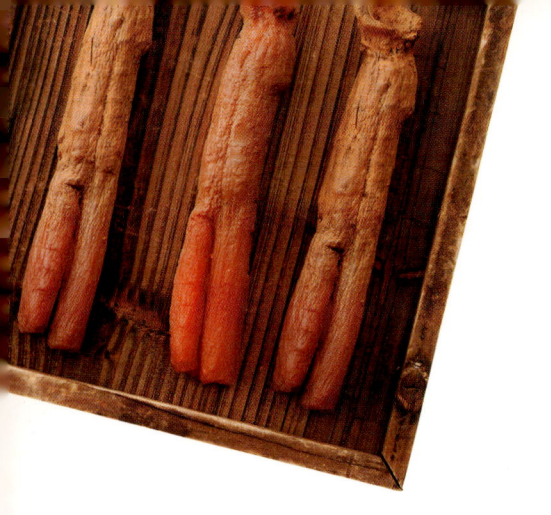

에코人이 함께 만든 책!
먼저 읽어 봤어요!

이주영 | 경기도 성남시 야탑동

홍삼은 체질에 상관없이 누구나 먹을 수 있고 면역력이나 피로회복에도 도움이 된다고 하잖아요. 평소에 즐겨 먹던 홍삼 농축액, 홍삼절편, 홍삼분 등을 사용하여 요리를 해봤는데, 홍삼 특유의 씁쌀한 맛이 매운맛이나 단맛과 놀라울 정도로 잘 어울렸습니다. 특히 홍삼분을 강력 추천하고 싶어요. 정말 어떤 요리에 넣어도 될 정도로 만능 조미료 역할을 톡톡히 하더라고요. 집에 있는 여러 홍삼 제품을 그대로 먹기만 해서 뭔가 색다른 게 없을까 고민하던 저에게 딱 맞는 책이 나온 것 같아요.

최미애 | 서울시 강남구 신사동

홍삼을 이용한 보양식이라는 내용이 참 독특했어요. 보통 홍삼하면 농축액을 물에 타 먹는 정도만 알았거든요. 전통적인 보양식만 생각했는데 이 책의 차례를 본 순간 상식을 깨는 다양한 보양식이 있다는 사실에 놀랐습니다. 그리고 여러 가지 홍삼 제품을 이렇게 많은 보양식에 사용할 수 있다는 사실에 또 한 번 놀랐어요. 집에 하나씩은 가지고 있는 다양한 홍삼 제품으로 색다른 요리에 도전해보세요. 가족의 건강도 챙기면서 즐겁게 요리하려면 이 책이 큰 도움이 될 것 같습니다.

김선영 | 서울시 노원구 상계동

아이들이 좋아하는 파스타, 와플, 샌드위치, 떡볶이가 보양식이 될 수 있다는 사실을 아세요? 보양식이라고 하면 여름철 원기회복을 위한 삼계탕만 생각했었는데 홍삼 하나로 아이들이 좋아하는 간식이 보양식으로 변신을 할 수 있다니 놀라웠습니다. 평소에 4살 된 딸의 면역력을 위해 홍삼 제품을 억지로 먹이곤 했는데, 이 책에 있는 홍삼머핀과 홍삼두유를 만들어줬더니 맛있게 먹더라고요. 아이들의 기력을 높이는 데 많은 도움이 되었습니다.

들어가는 글

어떤 식재료와도 잘 어울리는 홍삼의 놀라운 변신

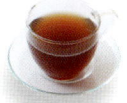
홍삼은 독성이 전혀 없기 때문에 오랫동안 복용해도 문제가 없고, 체질과 관계없이 먹을 수 있는 건강식품이라고 합니다. 홍삼은 수삼을 증기로 찌는 과정에서 사포닌을 비롯하여 인체에 유익한 활성성분이 생성되는데, 피로회복이나 혈소판 응집 억제를 통한 혈행 개선, 기억력 증진, 면역력 증가 등에 효과가 있어 체력이 저하된 성인이나 성장기 아이들에게 좋습니다. 가정에서는 홍삼 뿌리를 다려 추출액으로 먹기도 하지만 농축액이나 홍삼분, 절편, 알약(타블렛) 등 다양한 형태로 제조된 제품들을 쉽게 즐길 수 있습니다.
그러나 이러한 홍삼 제품들을 요리에 다양하게 활용할 수 있다는 사실을 아는 사람은 많지 않습니다.

홍삼 추출액이나 농축액, 홍삼분, 절편 등을 각종 요리에 응용하면, 홍삼의 유효성분을 그대로 섭취할 수 있으면서도 음식의 깊은 맛과 풍미까지 즐길 수 있습니다. 밥을 지을 때 홍삼을 다린 추출액을 넣으면 밥에 윤기가 돌고, 쌀에 홍삼 향이 베어 밥맛이 더욱 좋아집니다. 또한 고기를 재울 때 양념에 홍삼 추출액을 넣으면 잡내를 없애주고 육질을 부드럽게 해서 맛이 한층 살아납니다. 가장 대중적인 보양식인 삼계탕은 체질적으로 인삼이 잘 맞지 않는 경우도 있어 모든 사람이 즐기지는 못합니다. 이럴 때 인삼 대신 홍삼을 이용해도 좋습니다. 홍삼은 체질과 관계없이 섭취할 수 있고, 어떤 음식에도 가미할 수 있기 때문입니다.
한편, 거창하게 '보양식'이라는 타이틀이 붙은 음식이 아니더라도 무침이나 조림, 볶음, 국, 탕 등 가정에서 흔히 상에 올리는 요리들을 만들 때 홍삼을 넣으면 평범한 요리도 특별해질 수 있습니다.
또한, 홍삼 특유의 쌉싸래한 맛은 단맛이나 매운맛이 나는 음식과 식궁합이 좋으며, 빵이나 과자 등을 만들 때 홍삼 농축액을 넣으면 색깔도 고와지고 단맛도 증가합니다. 특히 홍삼분은 맛과 향이 거의 없어 모든 요리에 조미료처럼 넣을 수 있고, 쓴맛을 꺼려해 홍삼을 잘 먹으려 하지 않는 아이들을 위한 요리에 사용하면 좋습니다.

이처럼 한국인삼공사는 더 많은 이들이 효능을 느낄 수 있도록 홍삼을 이용한 요리 개발에 관심을 기울여 왔습니다. 또한 홍삼을 이용한 다양한 요리경연대회를 열어 홍삼과 다양한 식재료가 조화를 이루면 얼마나 건강한 맛이 나는지 확인했습니다.
이 책에는 바로 이러한 40여 가지의 홍삼 보양식을 소개하고 있으며, 누구나 거부감 없이 기력을 보충할 수 있도록 홍삼의 성분은 그대로 살리면서도 다양한 요리 재료와 자연스럽게 어울릴 수 있는 건강 보양식을 소개했습니다.
보양식이라고 하면 요리하기 까다로워 가정에서는 만들기 어렵다고 생각하는데, 이 책에 소개한 홍삼을 넣은 보양식은 가벼운 반찬부터 일품요리, 간식 등 다양한 메뉴로 구성되어 있고, 누구나 쉽게 만들 수 있도록 꾸몄습니다.
홍삼을 넣은 다양한 보양 요리로 맛도 즐기고 건강도 챙기는 건강 밥상을 준비하기 바랍니다.

한국인삼공사

한눈에 보는 레시피

밥상을 풍성하게 하는 홍삼 반찬

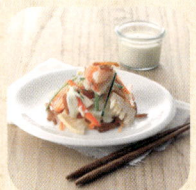 홍삼죽순겨자채 28

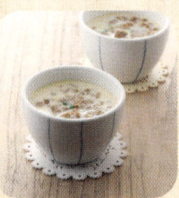 홍삼달걀찜 30

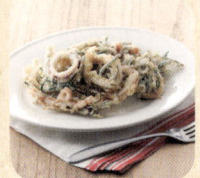 홍삼냉이오징어튀김 32

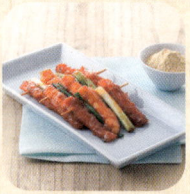 홍삼더덕닭고기산적 34

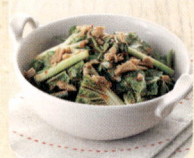 봄동홍삼소스무침 36

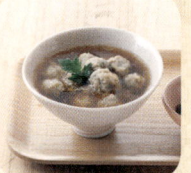 홍삼애탕국 38

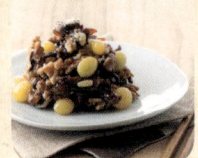 홍삼호두은행볶음 40

홍삼으로 영양 더한 든든한 한 끼 식사

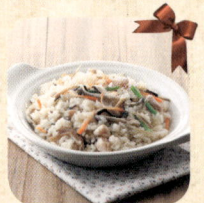 홍삼닭고기영양솥밥 44

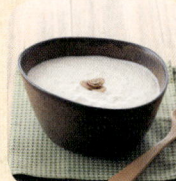 홍삼잣죽 46

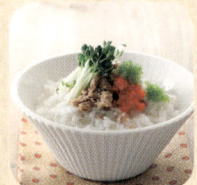 홍삼청국장알밥 48

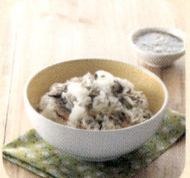 홍삼굴버섯밥 50

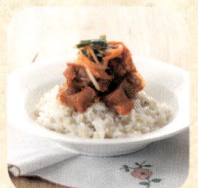 홍삼발아현미황태덮밥 52

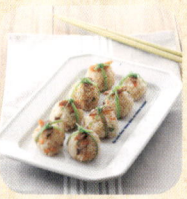 홍삼표고버섯주먹밥 54

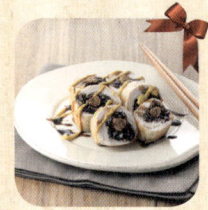 홍삼찰밥닭고기말이 56

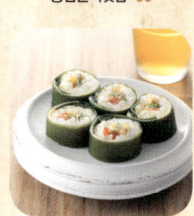 홍삼다시마캘리포니아롤 58

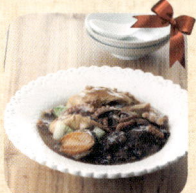 퓨전누룽지홍계탕 60

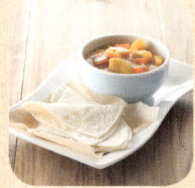 홍삼치킨카레&난 62

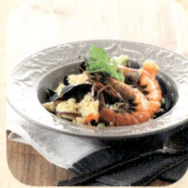 홍삼빠에야 64

건강에도 좋고 맛도 좋은 홍삼 별미요리

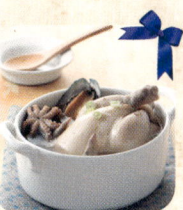 홍삼낙지전복삼계탕 72
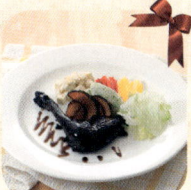 홍삼소스오골계스테이크 74
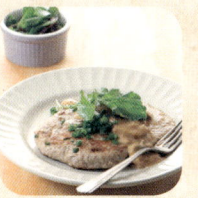 홍삼크림소스안심스테이크 76
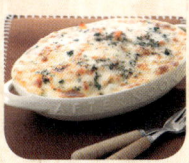 홍삼단호박라자냐 78

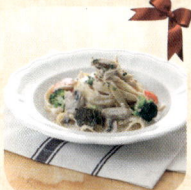 홍삼크림치킨파스타 80
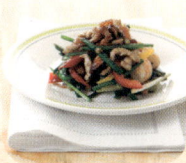 홍삼부추잡채 82
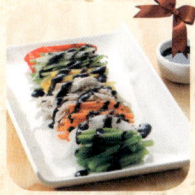 홍삼흑임지닭냉채 84
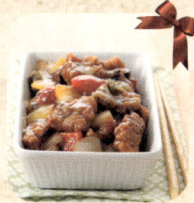 홍삼소스닭고기탕수육 86

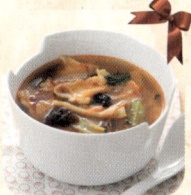 홍삼닭불짬뽕수제비 88
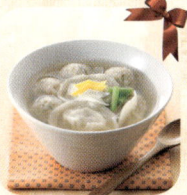 홍삼분닭만두&완자탕 90
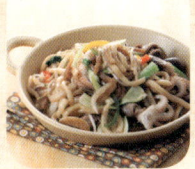 홍삼주꾸미우동볶음 92
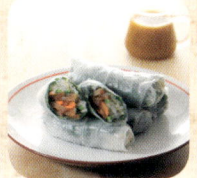 홍삼월남쌈 94

먹을수록 건강해지는 홍삼 영양 간식

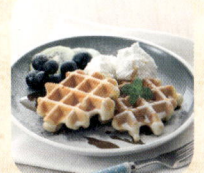 벨기에와플&홍삼시럽 98
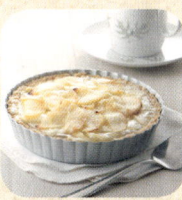 홍삼애플타르트 100
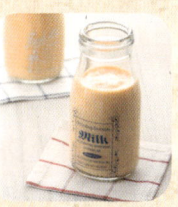 홍삼당근두유 102
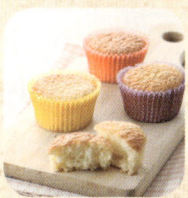 홍삼머핀 104

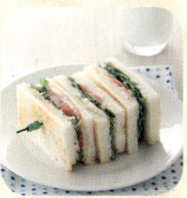 홍삼감자샌드위치 106
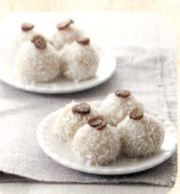 홍삼경단 108
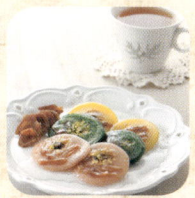 홍삼국화전 110
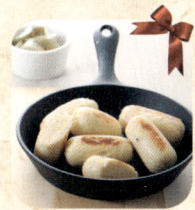 홍삼닭가슴살수제소시지 112

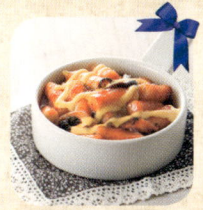 홍삼치즈떡볶이 114
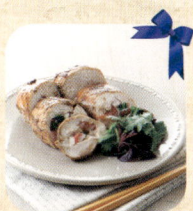 홍삼마늘소스치킨주머니 116

Contents
차 례

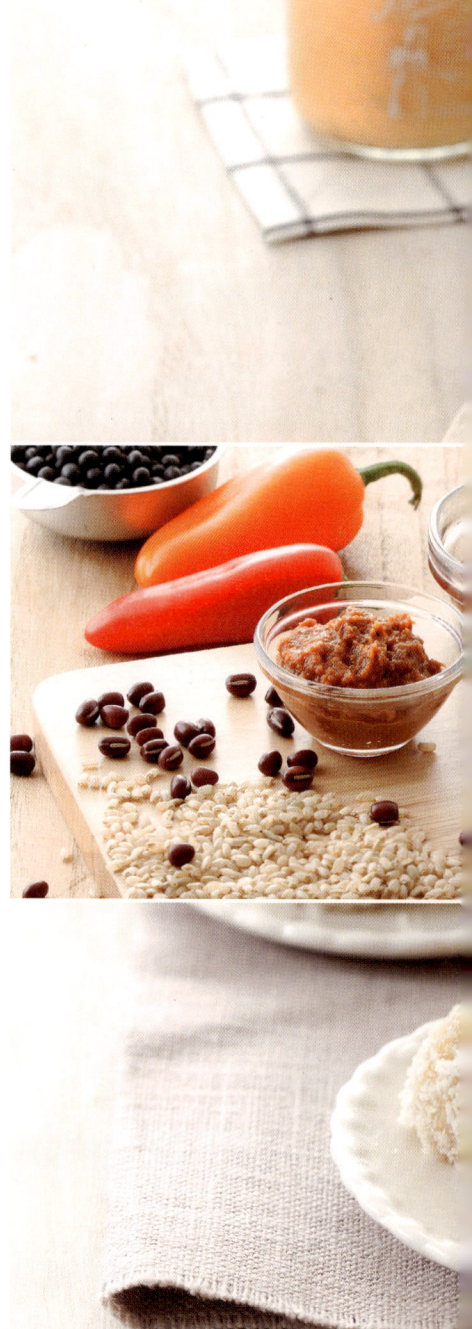

Chapter 01
홍삼으로 100세 건강 누리기
- 012 건강 지킴이 인삼으로 몸을 살린다
- 014 홍삼, 알고 먹어야 더 건강하다
- 016 몸에 좋은 홍삼 가까이하기
- 018 함께 먹으면 더 좋은 홍삼 궁합
- 020 홍삼만큼 영양이 풍부한 건강 식재료
- 022 연령별 맞춤형 건강관리
- 024 식습관을 바꿔 건강을 채운다

Chapter 02
밥상을 풍성하게 하는 홍삼 반찬
- 028 홍삼죽순겨자채
- 030 홍삼달걀찜
- 032 홍삼냉이오징어튀김
- 034 홍삼더덕닭고기산적
- 036 봄동홍삼소스무침
- 038 홍삼애탕국
- 040 홍삼호두은행볶음

Chapter 03
홍삼으로 영양 더한 든든한 한 끼 식사
- 044 홍삼닭고기영양솥밥
- 046 홍삼잣죽
- 048 홍삼청국장알밥
- 050 홍삼굴버섯밥
- 052 홍삼발아현미황태덮밥
- 054 홍삼표고버섯주먹밥
- 056 홍삼찰밥닭고기말이
- 058 홍삼다시마캘리포니아롤
- 060 퓨전누룽지홍계탕
- 062 홍삼치킨카레&난
- 064 홍삼빠에야

자생식물박사 | 원성철
- 066 자생식물이 가르쳐준 '스스로 그러한 삶'

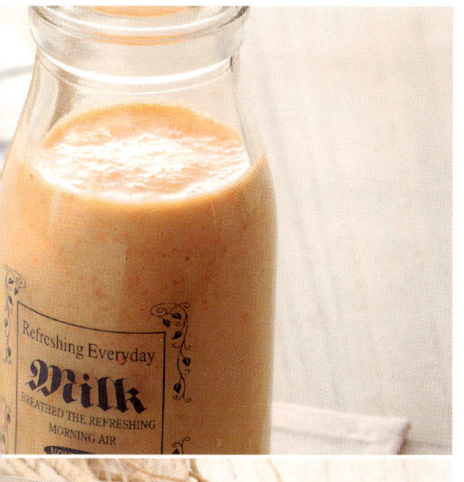
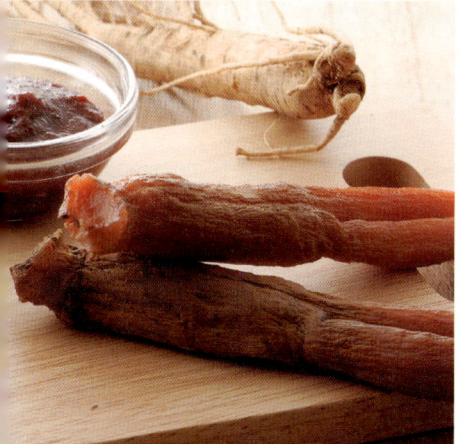
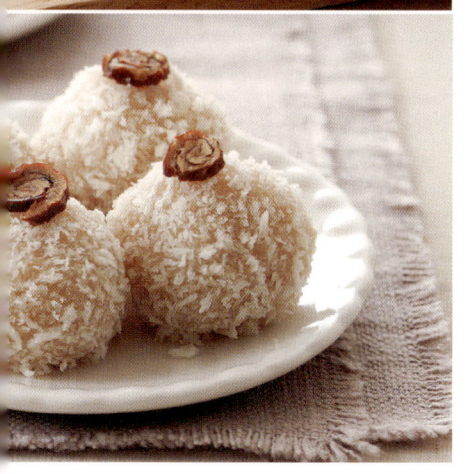

Chapter 04
건강에도 좋고 맛도 좋은 홍삼 별미요리

072 홍삼낙지전복삼계탕   074 홍삼소스오골계스테이크
076 홍삼크림소스안심스테이크   078 홍삼단호박라자냐
080 홍삼크림치킨파스타   082 홍삼부추잡채
084 홍삼흑임자닭냉채   086 홍삼소스닭고기탕수육
088 홍삼닭불짬뽕수제비   090 홍삼분닭만두&완자탕
092 홍삼주꾸미우동볶음   094 홍삼월남쌈

Chapter 05
먹을수록 건강해지는 홍삼 영양 간식

098 벨기에와플&홍삼시럽   100 홍삼애플타르트
102 홍삼당근두유   104 홍삼머핀
106 홍삼감자샌드위치   108 홍삼경단
110 홍삼국화전   112 홍삼닭가슴살수제소시지
114 홍삼치즈떡볶이   116 홍삼마늘소스치킨주머니

118 믿고 살 수 있는 홍삼 매장

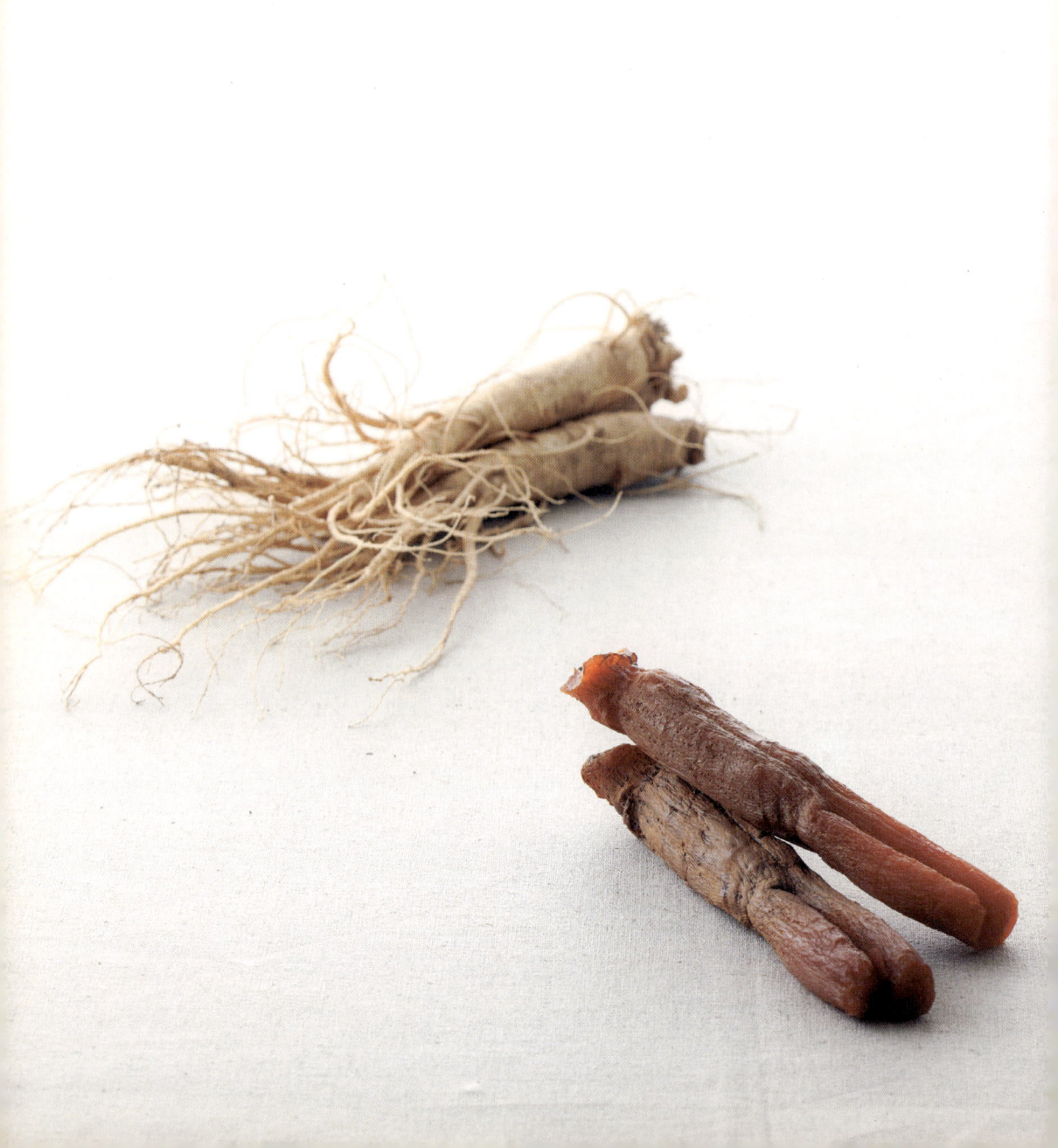

CHAPTER 01

홍삼으로 100세 건강 누리기

인삼은 피로회복, 기력 충전, 간 기능 회복, 면역력 증진 등 건강에 유익한 약재로
독성이 없어 장기복용이 가능하다.
홍삼은 인삼을 증기에 쪄서 말린 것으로,
가공 과정에서 인삼에 함유된 사포닌이 증가하고 건강에 좋은 유효성분이 풍부해져
강장제로 사랑받고 있다.
홍삼은 위의 점막을 자극하는 성분이 없기 때문에 원액 그대로 먹어도 좋고,
요리를 할 때 양념으로 사용하면 건강을 지키는데 도움이 된다.

건강 지킴이 인삼으로 몸을 살린다

인류가 처음 접한 '삼(參)'은 깊은 산속에서 자연 재배된 산삼으로, 고대 문헌이나 삼국시대, 고려시대, 조선시대의 기록에 나오는 삼은 모두 산삼을 가리킨다.

인삼이 언제부터 약재로 사용됐는지 정확한 기록은 남아 있지 않다. 그러나 『신농본초경』에 인삼의 효과에 대해 언급하고 있으며, 『소호당집』에서는 '숙종 때 전라도 동복현의 한 여인이 산삼 씨를 받아 재배에 성공해 개성 사람인 최 모에게 전수해 재배했다'는 대목이 나오는 것으로 미뤄 이 시기부터 재배삼이 등장한 것으로 짐작할 수 있다. 인삼에는 사포닌이 풍부한데, 인삼 속 사포닌은 더덕이나 도라지, 감초, 황기 등 일반 식물에 함유된 사포닌과 구조가 다르며 약효가 탁월한 것으로 알려졌다. 우리 몸의 장기가 제 기능을 못하고, 혈관에 문제가 생기고, 피가 탁해지면 노폐물이 증가하는데, 사포닌은 더러워진 몸속을 깨끗하게 정화하는 역할을 한다. 그래서 인삼을 먹으면 기혈의 순환이 원활해지며, 원기가 회복되고, 스트레스가 해소되어 심신을 편안하게 해준다. 특히 국내 인삼은 세계적으로도 그 품질력을 인정받고 있다.
인삼은 성질이 따뜻하기 때문에 몸에 냉기가 많아 기가 허하고 피로가 많이 쌓이는 사람에게 특히 좋으며, 폐 기능도 보해주어 호흡기 건강에 효과적이다. 또한 간 기능 회복, 항암·면역 효과가 있으며, 당뇨병, 고혈압, 저혈압 등에 도움을 준다.
인삼은 위의 소화기능을 돕고, 장을 깨끗이 하는 정장 효과가 뛰어나기 때문에 식전이나 식간에 복용하는 것이 좋다. 주로 미지근한 온도로 데워 복용하는 것이 좋지만, 날씨가 더울 때는 시원하게 복용해도 무방하다. 『신농본초경』에 의하면 '인삼은 독성이 없어 장기복용이 가능하다'고 기록되어 있는데, 체질마다 다를 수 있으므로 자신의 체질을 고려해 적절히 먹는 것이 바람직하다.

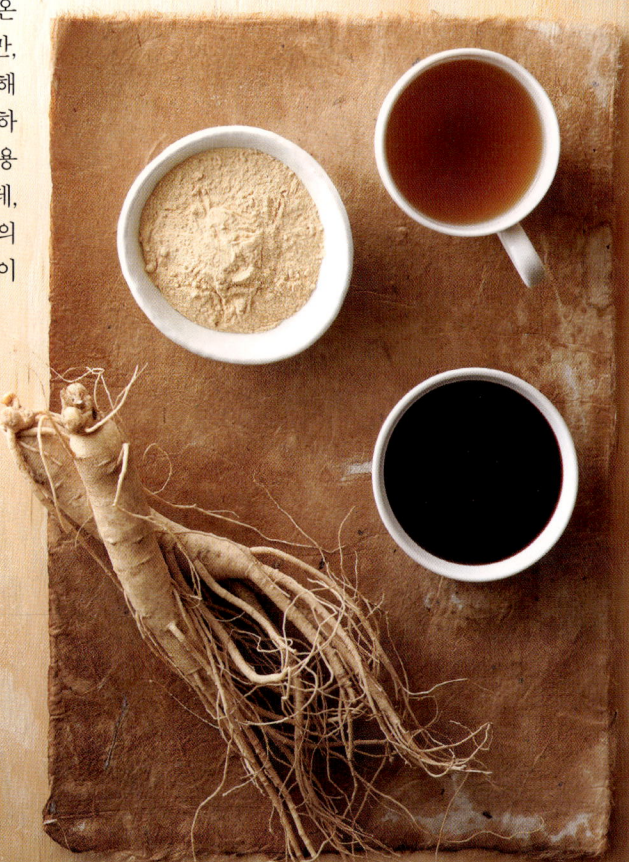

인삼 부위의 명칭

인삼은 열매, 잎, 뇌두, 주근, 지근, 세미 등 여러 부분으로 나뉜다. 열매는 처음에는 초록색을 띠다가 점차 색깔이 붉게 변한다. 잎은 열매와 함께 매달려 있는데, 1년에 하나씩 생겨 6년근이 되면 총 6개가 생긴다. 신선한 초록색을 띠는 인삼의 잎은 마치 손바닥 모양처럼 생겼다고 해서 '장엽(掌葉)'이라고도 한다. 뿌리는 사람의 체형과 많이 닮았는데, 통통한 몸통 부분을 '주근(동채)'이라고 하고, 몸통에 붙어 있는 굵은 다리를 '지근'이라고 한다. 지근에서 뻗어 나온 잔뿌리는 '세미'라고 한다. 뿌리의 머리 부분은 '뇌두'라고 하는데, 생삼으로 먹을 때는 반드시 뇌두를 제거해야 한다.

인삼의 종류

인삼은 재배지에 따라 부르는 이름이 다르다. 흔히 심마니가 깊은 산중에서 '심봤다'라고 외치는 것은 산삼을 캔 경우로, 산삼은 깊은 산에서 자생하는 삼을 말한다. 산삼과 달리 재배지에서 인공적으로 기른 삼은 '재배삼'이라고 하고, 깊은 산속에서 인삼 씨를 뿌려 산삼처럼 재배한 삼을 '장뇌삼'이라고 한다. 장뇌삼은 인삼의 줄기와 뿌리를 잇는 부분이 길기 때문에 붙여진 이름으로 일반인은 산삼과 장뇌삼을 구분하기 어렵다.

인삼은 가공법에 따라 수삼, 백삼, 태극삼, 홍삼으로 나뉜다. 수삼은 재배한 인삼에 특별한 가공을 가하지 않은 상태로, 건조를 하지 않기 때문에 생삼이라고도 부른다. 백삼은 수삼을 햇볕이나 열풍에 말린 것으로, 형태에 따라 직삼, 반곡삼, 곡삼으로 나뉜다. 수삼을 끓는 물에 데쳐서 말린 삼을 태극삼이라고 부르는데 수삼과 홍삼의 중간 정도라고 생각하면 된다. 홍삼은 수삼을 껍질째 증기로 쪄서 건조한 담황갈색의 인삼을 말한다.

인삼 선택법

인삼의 품질은 부피나 무게의 차이로 따지지 않고 부위별로 균형잡힌 모양을 중시한다. 뇌두, 주근, 지근 등의 구분이 선명하고, 동체에 2~3개의 굵은 뿌리가 있는 것이 좋은 인삼이다. 몸통에 빨갛거나 검은 반점이 없고, 잔뿌리가 원형을 유지하며 많이 붙어 있는 것이 좋다.

우리나라의 인삼은 다른 나라의 인삼과 비교할 때 모양도 다를 뿐만 아니라 유효 성분의 함량도 높은데, 특히 사포닌 함량이 월등히 높아 건강에 더욱 좋다. 인삼을 껍질째 증기로 쪄서 건조한 홍삼은 가공한 상태라 중국산과 국산을 구별하기 어렵기 때문에 주의해야 한다. 중국산은 뇌두가 약하거나 잘 떨어지고, 주근, 지근, 세미의 발육이 고르지 못하며, 표면의 색깔이 어둡고 윤기가 없다. 질감도 국산보다 물러 씹었을 때 쉽게 끊어진다.

인삼 보관법

수삼은 수분 함량이 75퍼센트 이상으로 매우 높아 실온에서 보관하면 쉽게 상한다. 따라서 세척하지 않은 상태에서 냉장보관해야 장기간 저장할 수 있다. 보통 수삼을 신문지에 싸서 보관하는데, 3일 후에 꺼내어 다시 수분을 없애주면 좀 더 오래 보관할 수 있다. 냉장고에서 꺼낸 수삼은 바로 사용하는 것이 좋으며, 만약 수삼을 세척했다면 반드시 건조시킨 후 보관한다.

백삼은 수삼과 달리 습기가 없는 곳에서 1년 정도 보관할 수 있고, 진공 포장할 경우 3년 정도 보관이 가능하다. 홍삼은 실온에서 보관할 수 있는데, 습기가 차지 않도록 신문지로 싸서 건조하고 그늘진 곳에 두면 된다. 홍삼을 진공캔으로 포장하면 10년 이상 장기 보관이 가능하다.

홍삼, 알고 먹어야 더 건강하다

면역력 증진, 피로회복, 혈액순환 개선, 기억력 강화 등에 효과가 있는 홍삼은 가공 과정에서 사포닌을 비롯한 유효성분이 증가해 건강에 매우 좋다. 또한 장기 복용, 장기 보관이 가능해 가정에서 쉽게 사용할 수 있어 편리하다.

독성이 없어 장기 복용 가능

몸에 좋은 인삼의 영양이 응축된 형태가 홍삼이다. 홍삼은 청정지역에서 엄격히 관리·재배된 6년근 수삼을 엄선해 표피를 벗기지 않고 물로 씻은 후 증기로 쪄서 잔여 수분이 14퍼센트 이하가 되도록 건조시킨 것이다. 수삼을 찌면 갈색화 반응이 촉진되어 옅은 붉은빛이 도는 황갈색을 띠고, 인삼의 전분을 호화시켜 인체에 유익한 활성성분이 생성된다. 예를 들어 인삼의 뇌두 부분에는 몸에 해로운 성분이 있어 생으로 먹을 때는 반드시 제거해야 하는데, 홍삼으로 가공 과정을 거치면 해로운 성분이 좋은 성분으로 변하기 때문에 섭취해도 좋다.

성분의 변화 중에서 가장 눈에 띄는 것은 사포닌 수의 증가다. 인삼을 홍삼으로 가공하는 과정에서 사포닌의 약효가 더욱 풍부해지기 때문에 홍삼을 '사포닌 결정체'라고 부를 정도다. 국내산 홍삼의 사포닌 성분은 약 32종류로 분류되어 10~15종의 성분만 있는 미국산이나 중국산 홍삼에 비해 월등하게 유효한 성분을 많이 함유하고 있다.

홍삼의 사포닌이 특별한 것은 많이 먹어도 인체에 유해하지 않다는 것이다. 홍삼을 제외한 동·식물에 있는 사포닌은 약효와 함께 독성도 가지고 있어 다량으로 장기간 복용하면 건강을 해칠 수 있다. 하지만 홍삼에 함유된 사포닌은 독성이 없어 장기적으로 섭취해도 오히려 건강에 이롭기 때문에 다른 사포닌과 차별화해 '진세노사이드(Ginsenoside)'라고 부른다.

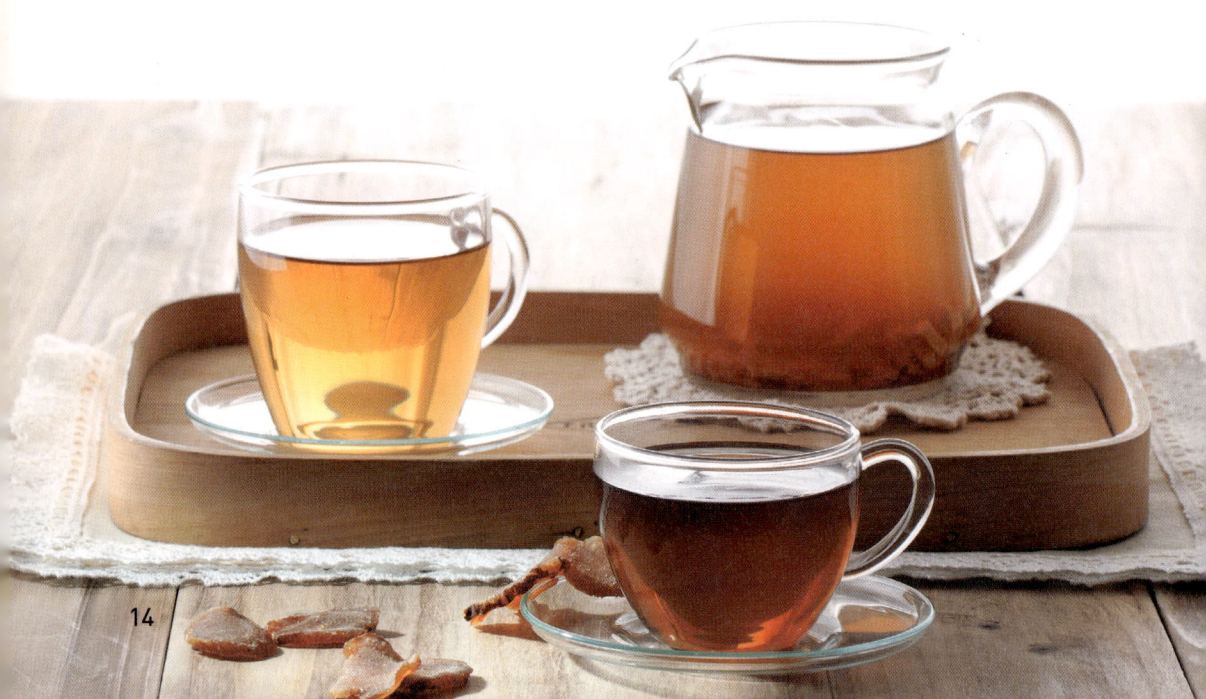

최고의 영양을 함유한 6년근 홍삼

인삼의 잎은 나무의 나이테처럼 나이를 알려준다. 해마다 잎이 하나씩 생기기 때문에 6년이 되면 6개가 된다. 홍삼을 가공할 때 6년근 인삼을 최고로 치는 것은 인삼의 형체가 완전히 완성된 시기로 보기 때문이다. 6년근 인삼은 인체에 유효한 성분이 최고로 응축된 시점이며, 이후부터는 표피가 거칠어지고 내부조직도 급격하게 늙어간다.

홍삼은 뿌리의 크기와 형태, 색깔, 뇌두 등 외부 상태와 치밀도, 품질의 차이에 따라 천삼, 지삼, 양삼, 절삼으로 나눈다. 천삼은 조직이 매우 우수한 홍삼으로 6년근 인삼 생산량 중 0.5퍼센트만 차지할 정도로 희소성이 높으며, 다음으로 지삼, 양삼 순으로 등급이 나뉜다. 절삼은 뿌리삼의 중간 부분을 가로로 자른 홍삼으로 가장 낮은 등급이다. 홍삼에는 사포닌 이외에 비사포닌 계열인 산성다당체, 페놀, 아미노산, 미네랄 등이 풍부하게 함유되어 건강 지킴이로 제격이다. 흔히 인삼을 먹으면 체온이 올라가기 때문에 고혈압 환자에게 좋지 않으며, 추울 때 먹는 것이 좋다고 알려졌다. 하지만 외국에서는 오히려 몸에 열을 내려준다고 하여 동남아 등 더운 지방 중심으로 판매되고 있는 것으로 보아 더위로 기력이 쇠했을 때 오히려 도움이 될 수 있다.

가정에서 홍삼을 가장 손쉽게 먹는 방법

홍삼은 온도와 시간에 의해 효과가 좌우되는데, 가정에서 홍삼을 달여 마실 때는 높은 온도에서 장시간 달이지 않도록 한다. 85도의 온도에서 24시간 내외로 달이는 것이 적정하다. 물의 양은 홍삼 600g에 10ℓ 정도가 적당하고, 여름철에는 냉장보관해 시원하게 마시면 더욱 좋다.

홍삼은 위의 점막을 자극하는 성분이 없기 때문에 원액 그대로 먹어도 몸에 부담을 주지 않는데, 원액의 쓴맛이 강하게 느껴진다면 희석해서 마셔도 좋다. 홍삼은 열량이 낮기 때문에 꿀처럼 열량이 높은 식품과 함께 섭취하면 맛도 보완하고 영양의 균형을 맞출 수 있다. 홍삼을 달인 물에 꿀을 섞어 마시거나, 홍삼을 꿀에 재워 먹어도 향긋하고 맛있다. 우유도 꿀과 마찬가지로 홍삼의 쓴맛을 잡아준다. 어린이나 홍삼 맛에 익숙하지 않은 사람은 우유를 섞어 마시면 목넘김이 부드러워 좋다.

홍삼은 어떻게 만들어질까?

세　　삼 | 수확한 수삼을 세척하는 과정. 고압의 청정수를 분사해 1차 세척한 후 초음파 세척기의 미세한 진동으로 남은 틈새 흙까지 말끔히 씻어 낸다.
증삼건조 | 세척 후 증삼용 트레이에 수삼을 배열하고, 증삼기에 넣어 수증기로 찐 후 건조기에서 건조시킨다.
자연건조 | 증삼건조한 삼을 진동 그물망이 설치된 치미기에 담아 보름 동안 햇빛과 바람으로 자연건조시킨다.
정형·선별 | 뿌리삼 형태로 삼을 다듬어 정형한 후 외형선별, 조직선별, 중량선별을 거쳐 등급을 나눈다.

몸에 좋은 홍삼 가까이하기

홍삼은 농축액, 분말, 절편, 캡슐 등 다양한 형태로 제품화되어 취향에 따라 선택해 섭취할 수 있다. 홍삼은 위에 부담을 주지 않기 때문에 제품 그대로 먹어도 좋지만, 요리의 양념으로 이용하면 더욱 특별한 맛이 난다.

홍삼, 제대로 먹어야 영양 풍부하다

홍삼을 섭취하는 방법은 다양하다. 홍삼을 달인 맑은 추출액을 마시거나, 진한 농축액을 숟가락으로 떠먹거나 음료에 희석해 마시기도 한다. 홍삼을 분말로 먹기도 하고, 캡슐 형태로 간단히 섭취하기도 한다. 또는 절편으로 만들어 꿀에 재워 먹기도 한다. 형태가 어떻든 홍삼의 영양은 모든 제품에 고스란히 들어 있다. 하지만 제대로 먹어야 그 영양소를 모두 내 것으로 만들 수 있다.

홍삼을 약이라고 생각해 식후에 먹는 경우가 있는데, 홍삼 추출액은 식후보다는 공복에 음료로 마시면 더 좋다. 보통 아침에 일어나서 공복에 먹는 경우 체내 흡수가 가장 빠른 편이다.

그러나 몸에 좋다고 한 번에 많이 먹으면 곤란하다. 홍삼 제품들은 대부분 하루에 2~3번 나눠 섭취하는 것이 좋다. 예를 들어 홍삼 농축액은 1회 1g씩 하루 3번 나눠 섭취하는 것이 좋고, 홍삼 추출액은 90㎖씩 1~3회 나눠 섭취하도록 한다. 한 번에 많이 먹으면 체질이나 신체 증상, 나이에 따라 효과가 달라질 수 있다. 소화나 흡수에 문제가 없다면 조금 더 먹어도 되지만 너무 많이 섭취하면 설사 증상이 나타날 수 있다.

홍삼은 면역력 증진과 원기회복에 도움을 주기 때문에 감기약을 복용할 때 함께 먹어도 괜찮다. 다만 열이 높다면 정상으로 떨어진 후 홍삼을 섭취하는 것이 좋다. 또한 다른 양약을 함께 복용한다면 30~60분 간격을 두고 먹은 것이 효과적이다. 고혈압이나 당뇨 등으로 전문의약품을 복용 중이라면 전문의와 상의한 후에 섭취하는 것이 좋다.

홍삼은 음주 후에도 도움이 된다. 음주 시 홍삼을 함께 섭취하면 체내 알코올 분해를 촉진시켜 혈중 알코올 농도가 낮아진다는 연구결과에서 알 수 있듯이 홍삼은 숙취해소와 피로회복을 도와준다.

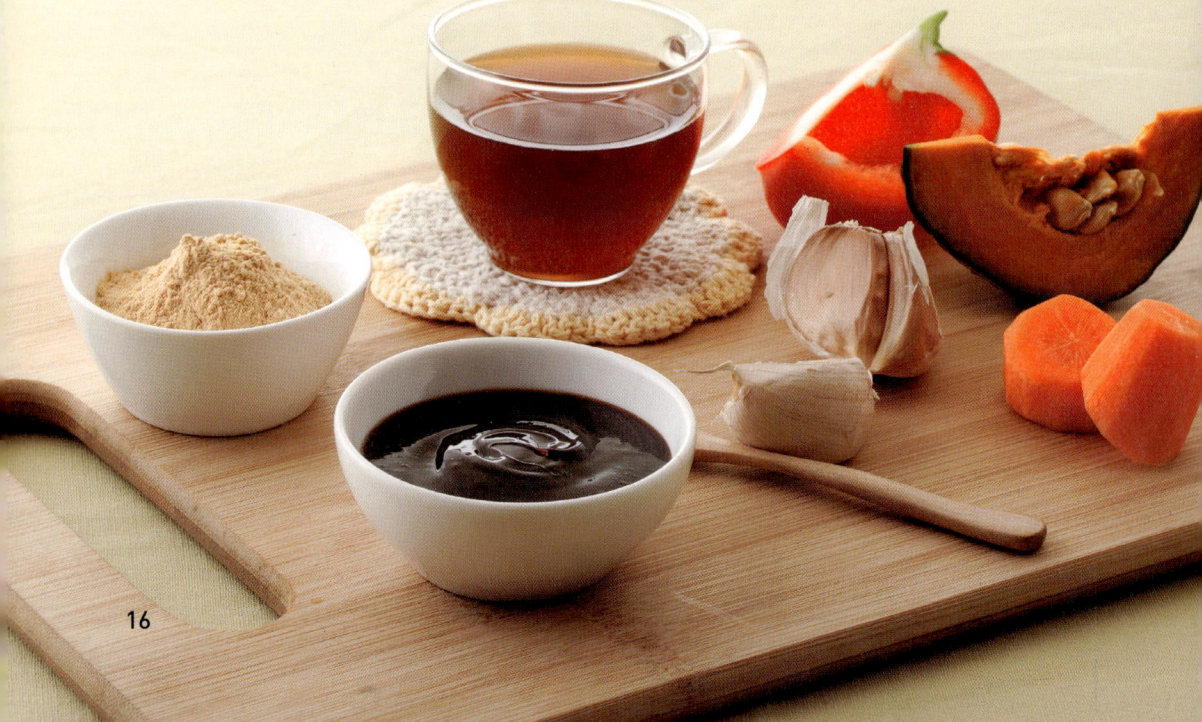

홍삼으로 요리의 풍미를 살린다

흔히 홍삼은 쓰다고 생각하는데 뿌리를 직접 먹거나 홍삼을 다린 추출액을 맛보면 쓴맛보다는 고소하면서도 향긋한 맛이 난다. 때문에 홍삼은 평소 우리가 먹는 음식에도 얼마든지 첨가 가능하다. 요리할 때 홍삼 농축액이나 홍삼분 등을 넣으면 쌉쌀하면서도 깊은 홍삼의 풍미가 음식의 맛을 살리고 영양도 풍부해진다.

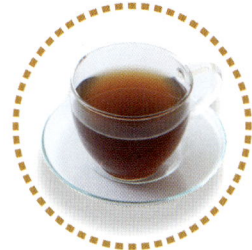

홍삼 추출액은 맑은 액체 상태이기 때문에 요리할 때 양념으로 넣거나 드레싱을 만들 때 편리하게 사용할 수 있다. 또한 밥을 지을 때 밥물에 홍삼 추출액을 넣으면 밥에 윤기가 돌고 홍삼 향이 그득하게 베어 밥맛이 더욱 좋아진다. 고기를 재울 때도 양념에 홍삼 추출액을 사용하면 고기가 더 부드럽고 맛도 좋아지며, 빵을 만들 때 홍삼 추출액을 넣으면 풍미가 깊어진다.

홍삼의 강한 향과 빛깔을 요리에 활용하고 싶다면 홍삼 추출액보다 홍삼 농축액을 이용하면 좋다. 홍삼 농축액은 홍삼의 다양한 맛 중에서도 쓴맛과 신맛이 조금 강한 편이어서 단맛과 매운맛이 나는 음식과 잘 어울린다. 매운맛이 나는 탕이나 볶음, 찌개 요리의 양념에 홍삼 농축액을 넣으면 매운맛과 홍삼의 쓴맛이 잘 어우러져 색다른 풍미를 느낄 수 있다. 보통 홍삼 농축액을 제품 그대로 숟가락으로 떠먹는데, 이렇게 섭취해도 좋지만 음식에 넣으면 더 특별한 맛으로 즐길 수 있다.
또한 달콤한 디저트 케이크나 쿠키를 만들 때 홍삼 농축액을 넣으면 색도 고와지고 단맛도 더 풍부해진다. 음료를 만들 때도 홍삼 농축액을 넣으면 향도 깊어지고 맛도 좋다. 라떼나 아메리카노 등 일반 커피에도 홍삼 농축액이나 분말을 첨가해 마시면 커피와 홍삼의 쌉싸래한 맛이 어우러져 특별한 맛을 느낄 수 있다.

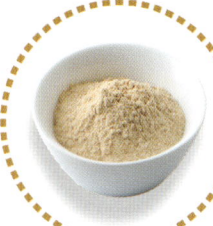

샐러드나 무침처럼 재료의 색깔이나 질감이 그대로 드러나는 요리에는 홍삼 농축액보다는 홍삼분을 넣는 것이 좋다. 홍삼분은 맛과 향이 거의 없어 모든 요리에 조미료처럼 넣을 수 있고, 고기를 재울 때 잡내를 잡아주고 양념 밑간이 잘 배게 해준다.
특히 홍삼의 쓴맛을 싫어해 잘 먹으려 하지 않는 아이들을 위해 음식에 홍삼분을 넣어 조리하면 홍삼의 영양을 고스란히 섭취할 수 있다. 홍삼분은 아무리 많이 넣어도 요리의 맛을 해치거나 특유의 홍삼향이 나지 않아 자녀를 위한 음식에 활용하면 좋다.

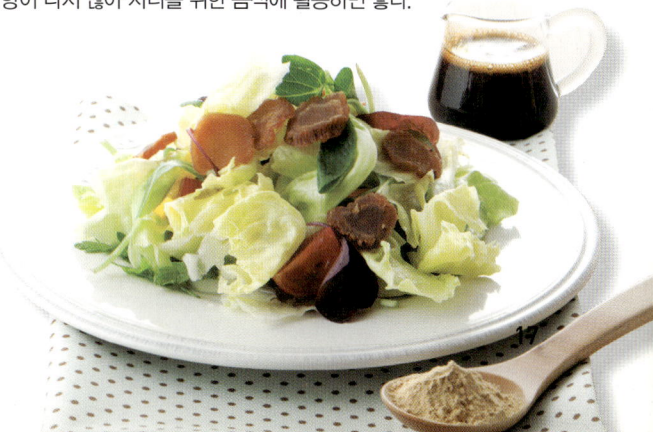

함께 먹으면 더 좋은 홍삼 궁합

음식에도 궁합이 있다. 궁합이 맞는 재료들은 함께 먹으면 서로의 기운을 보완하고 상승시킨다. 토종꿀, 약재, 블루베리, 석류 등 몸에 좋은 식품들은 홍삼과 훌륭한 궁합을 이뤄 맛을 풍부하게 하고 건강에 더욱 유익하다.

토종꿀

청정 지리산 지역의 토종꿀은 맛은 물론 품질이 좋기로 유명하다. 꿀에 들어 있는 당분은 체내 흡수가 빠르고 흡수된 영양이 바로 에너지로 변하기 때문에 피로회복 효과가 뛰어나며 숙취해소에 좋다. 또한 혈관 속 노폐물을 제거하고, 콜레스테롤을 낮추며, 체내 순환을 원활하게 하고, 장운동을 돕는 비피더스균을 증식시키며, 빈혈 예방에도 좋다.

기운이 떨어지거나 일교차가 큰 간절기에 토종꿀과 홍삼을 함께 섭취하면 체력을 보충할 수 있다. 토종꿀에 홍삼을 재어 따뜻한 물에 타서 차로 즐길 수도 있으며, 갈증이 날 때 시원한 냉수에 타서 마실 수도 있다.

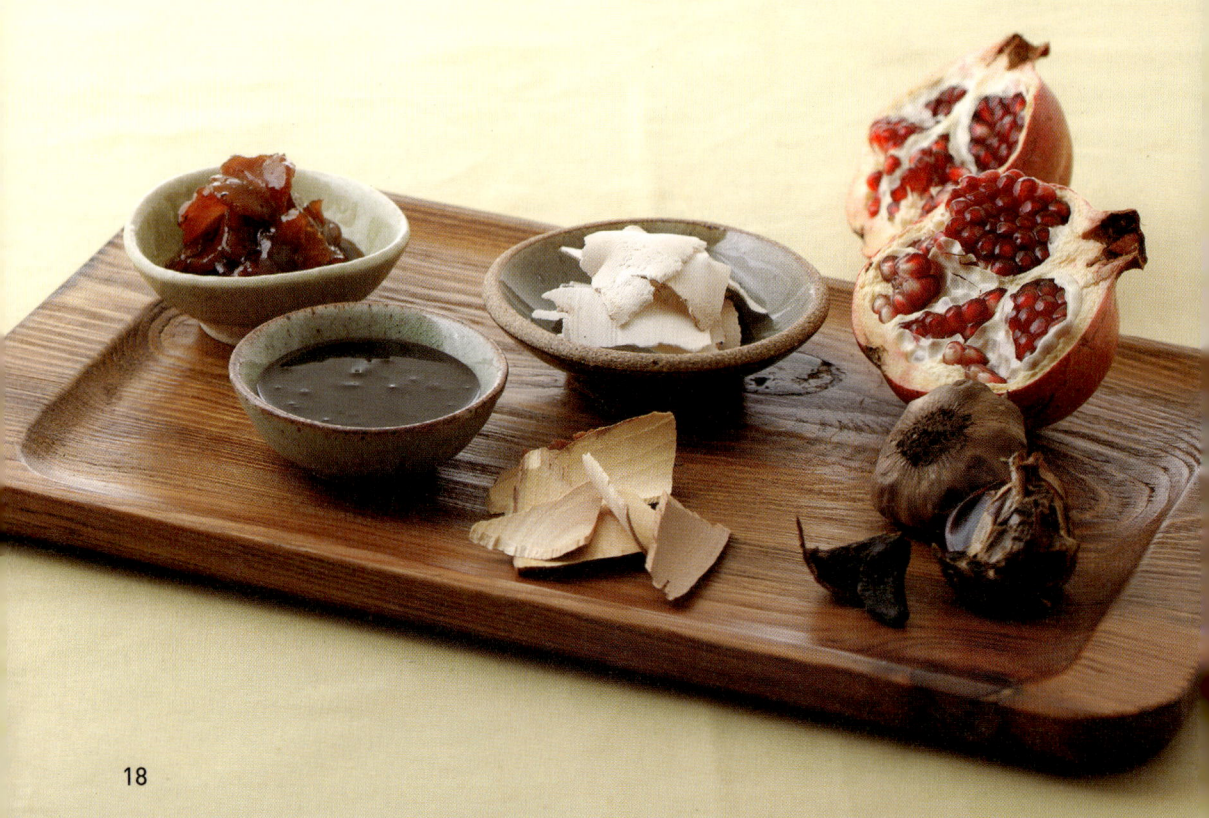

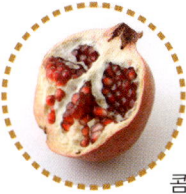

석류

중국의 양귀비가 미모를 위해 매일 섭취했다고 알려진 석류는 여성의 과일로 유명하다. 새콤달콤한 맛이 일품인 석류에는 여성 호르몬과 유사한 천연 에스트로겐 성분이 풍부해 피부미용에 도움을 주고, 체지방을 분해해 다이어트에 효과가 있으며, 피로회복에 도움을 준다. 또한 혈액순환을 원활하게 하고, 고혈압과 동맥경화 예방, 콜레스테롤 저하, 탈모 예방 등에 효과가 있어 여성뿐 아니라 중년 남성에게도 매우 유익하다. 석류를 가공해 음료로 먹거나 과일주로 먹기도 하는데, 홍삼 추출액에 석류 농축액을 섞어 마시면 맛도 풍부하고 영양도 높아진다.

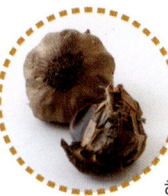

흑마늘

스테미너 식품인 마늘을 숙성시켜 검게 변한 것이 흑마늘인데, 숙성 과정에서 마늘의 성분이 변해 몸에 더 유익해진다. 흑마늘은 피를 맑게 하고, 콜레스테롤을 낮추고, 체내 혈액순환을 도와준다. 마늘의 알싸한 맛은 '알린(Allin)'이라는 성분 때문인데 피로회복과 기력충전에 효과가 크다. 특히 마늘은 암을 예방하는 식품으로 손꼽히므로 나이가 들수록 가까이하면 좋은 식품이다. 하지만 마늘 특유의 톡 쏘는 맛 때문에 부담이 된다면 홍삼 추출액과 흑마늘 농축액을 함께 섞어 고유의 풍미를 즐길 수 있다.

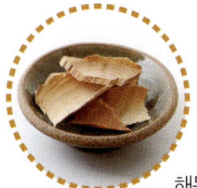

헛개나무

간은 체내 노폐물을 걸러 해독하는 기능을 한다. 따라서 간에 이상이 생기면 노폐물을 제대로 해독하지 못해 여러 질병이 나타난다. 간을 피로하게 하는 가장 큰 원인은 스트레스와 음주인데, 헛개나무는 피로회복과 숙취해소에 탁월한 효능이 있어 간 기능을 회복시켜준다. 특히 체력저하로 고민하는 중년층의 건강 개선에 좋다. 헛개나무를 차로 끓여 꾸준히 마시면 몸을 보하는데 효과가 좋은데, 면역력 강화와 체력 증진 등에 효과가 있는 홍삼 추출액과 진한 헛개 농축액을 함께 섭취하면 그 효과가 높아진다.

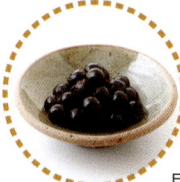

블루베리

블루베리는 '신이 내린 선물'이라고 불릴 정도로 건강에 좋은 식품이다. 시력을 향상시키는 '안토시아닌(Anthocyanin)'이 포도보다 3배나 더 함유되어 눈을 혹사하는 현대인들에게 매우 좋다. 또한 비타민 C와 섬유질이 풍부해 피부미용과 다이어트에 좋고, 동맥경화, 심장병과 성인병 예방에 효과적이며, 노화방지 효과도 뛰어나다.
홍삼 추출액과 블루베리 농축액을 함께 섭취하면 홍삼의 쌉쌀하면서도 깔끔한 맛과 블루베리의 새콤달콤한 맛이 어우러져 깊은 풍미를 느낄 수 있다.

홍삼만큼 영양이 풍부한 건강 식재료

제철 채소와 과일, 곡류 등을 편식하지 않고 섭취한다면, 영양제를 따로 먹지 않아도 될 만큼 충분한 영양소를 얻을 수 있다. 피로회복이나 기력충전에 도움이 되는 것은 물론 항암효과까지 있어 질병예방에도 효과적이다.

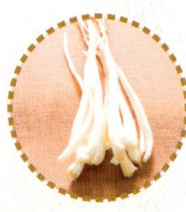

도라지

쌉쌀한 맛이 인삼과 비슷하며, 영양도 인삼만큼 훌륭하다. 인삼의 주요 성분인 사포닌이 도라지에도 함유되어 있어 면역력을 강화시키고, 가래나 기침을 멎게 하는 등 호흡기 질환에 도움이 된다. 다만, 인삼의 사포닌은 독성이 없어 많이 먹어도 괜찮지만, 도라지의 사포닌은 독성이 있어 한꺼번에 많이 먹으면 오히려 건강에 좋지 않다.

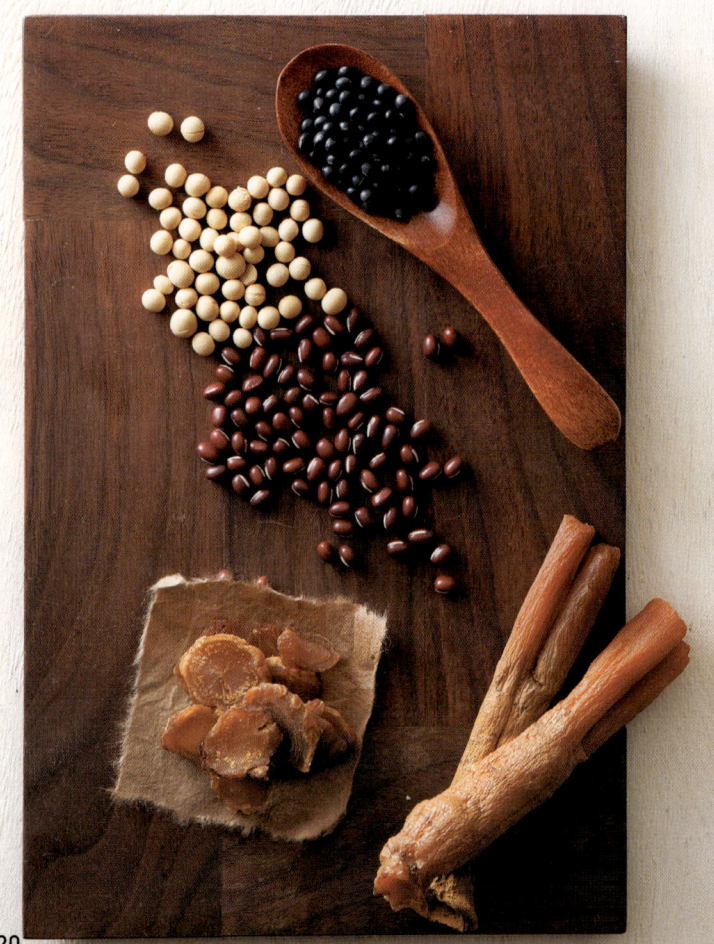

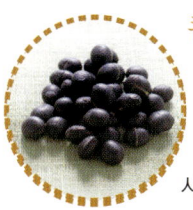
콩
콩은 곡물 중에서 단백질이 가장 풍부한 식품이며, 인삼에 함유된 사포닌과 같은 콩 사포닌을 함유하고 있다. 콩에 함유된 사포닌은 체내 노폐물을 해독하고 피를 맑게 해준다. 사포닌 이외에 콩에 함유된 '레시틴(Lecithin)'은 치매를 예방하고, '아이소플라본(Isoflavone)'은 칼슘 흡수를 강화시켜 뼈를 튼튼하게 하고 빈혈을 예방한다. 콩은 노화와 성인병 예방에도 효과적이다.

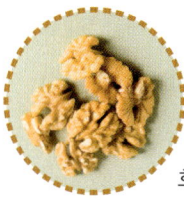
호두
호두를 비롯한 땅콩, 아몬드, 잣 등 견과류는 양질의 불포화지방산을 함유하고 있고, 지방, 탄수화물, 무기질, 비타민 등 각종 영양이 풍부하다. 혈액순환 개선과 암 예방, 피부미용 효과 등이 있어 어른에게 좋고, 집중력을 강화시키고 뼈를 튼튼하게 하여 성장기 청소년이나 노약자에게도 좋다. 호두는 상온에서 너무 오래 보관하면 기름에 전 냄새가 나기 때문에 냉장보관하는 것이 좋다.

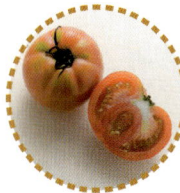
토마토
토마토의 빨간색에는 '리코펜(Lycopene)'이 풍부하게 함유되어 있는데, 리코펜은 항산화 성분으로 체내 활성산소를 억제시켜 혈관을 개선하고 노화를 예방한다. 전립선암, 유방암 등 암 예방에도 도움을 주며, 피로회복과 숙취해소에도 효과적이다. 서양 속담에 '토마토가 익으면 의사의 얼굴은 파랗게 된다'고 할 정도로 건강에 매우 좋은 식품이다.

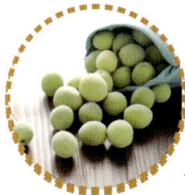
매실
구연산이 풍부한 매실은 해독작용과 살균효과가 있어 여름철 식중독 예방에 효과적이다. 또한 식욕을 돋워주고 피로회복과 체력보충에 도움을 주며, 간 기능을 높여주고, 체내 디톡스 효과가 매우 높다. 매실을 꾸준히 섭취하면 피부미용에도 좋으며, 혈액순환 개선, 소화기능 개선 효과를 볼 수 있다. 음식을 만들 때 설탕 대신 매실청을 넣으면 단맛도 살리고 건강도 챙길 수 있다.

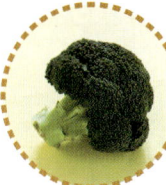
브로콜리
10대 항암 식품 중 하나로 알려진 브로콜리는 채소 중에서 비타민 C의 함량이 가장 높으며, 미네랄과 식이섬유가 풍부하다. 브로콜리는 피부미용 효과가 있어 여성에게 좋고, 전립선암, 대장암 등의 암 발생을 줄여주고, 스트레스를 해소시켜 중년 남성에게도 좋은 식품이다. 브로콜리는 올리브오일에 볶거나 살짝 쪄서 원형 그대로 먹으면 더욱 맛있다.

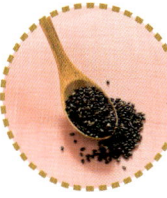
검은깨
흰 머리카락을 검게 바꾸어 줄 만큼 기력보충에 좋다고 알려진 검은깨는 리놀렌산과 비타민 E가 풍부해 두피보호와 피부미용에 좋다. 검은깨에 함유된 양질의 단백질은 콜레스테롤을 낮추고, 혈관을 튼튼하게 해준다. 중국에서는 검은깨를 불로장생 식품으로 꼽을 정도다. 검은깨를 볶아 가루로 만든 후 따뜻한 물에 타서 차로 마셔도 좋고, 우유나 두유 등에 섞어 마셔도 좋다.

연령별 맞춤형 건강관리

연령에 따라 생활방식, 필요한 영양소, 근골격의 건강 상태 등이 다르다. 따라서 연령에 맞는 영양 공급과 건강관리가 이루어져야 한다. 각 연령대에 가장 중요한 건강 포인트와 필요한 영양에 대해 알아보자.

10대, 성장과 두뇌를 잡아라

이 시기의 어린이와 청소년의 건강 포인트는 '성장과 두뇌발달'이다. 제 나이에 맞게 성장하려면 근골격이 튼튼해야 하고, 기본적인 체력이 뒷받침되어야 한다. 요즘 10대들은 인스턴트 식품이나 패스트푸드에 길들여져 식생활이 건강하지 못하기 때문에 성장이 제대로 되지 않거나 비만 체형인 경우가 많다. 또한 아토피나 알레르기 등 피부질환이 쉽게 나타나는데 이 또한 성장을 방해하는 요인이 된다. 뼈를 튼튼하게 하려면 양질의 단백질 식품과 신선한 과일, 채소, 발효식품 등을 섭취하는 것이 좋고, 칼슘이 풍부하게 들어 있는 우유, 치즈류, 뼈째 먹는 생선류, 견과류 등을 꾸준히 먹도록 한다. 알레르기나 아토피가 있다면 면역력이 약하다는 증거이므로, 면역력 증진과 피로회복을 돕는 홍삼으로 건강관리를 하는 것이 좋다.
홍삼은 기억력을 높여주고 집중력 강화, 항스트레스 효과가 있어 공부에 지친 청소년들에게 좋다. 『신농본초경』에는 '인삼은 갖가지 나쁜 기운을 없애주고, 눈을 맑게 하고 개심익지한다'고 기록되어 있는데, '개심익지'란 기억력을 증진시켜 총명하게 한다는 의미다. 홍삼 이외에도 두뇌발달에 좋은 식품으로는 호두, 아몬드와 같은 견과류, DHC가 풍부한 등푸른생선, 비타민 C가 높은 녹황색 채소와 과일, 양질의 단백질이 풍부한 두부, 콩 등이 있다.

20~30대, 피로를 잡아라

20대의 가장 큰 고민은 취업이다. 어렵게 취직을 한 경우라면 처음 하는 사회생활과 낯선 업무로 스트레스를 많이 받고, 흡연과 음주가 늘게 된다. 30대는 과중한 업무로 몸이 바빠지는 시기이기 때문에 규칙적인 생활이 어려워져 운동부족, 불규칙한 식습관 등으로 기력이 약해지고 몸이 지치기 쉽다. 일을 열심히 하고 즐겁게 생활하려면, 기력을 충전하고 스트레스를 다스려야 한다. 홍삼은 피로를 풀어주고 혈액순환을 원활하게 하여 기력회복에 도움을 주고 항스트레스 효과가 있어 건강관리에 효과적이다. 홍삼 이외에 브로콜리, 버섯류, 견과류, 연어, 바나나, 토마토, 우유, 각종 해산물, 닭가슴살 등도 좋은 식품이다.
이 시기의 기혼 여성은 임신·출산을 겪게 된다. 평소에 손발이 차고, 몸이 찬 편이라면 생리불순, 생리통 등 여성질환으로 자궁이 건강하지 못할 수 있으므로 체온을 높여 기혈의 순환이 잘 되도록 관리해야 한다. 성질이 따뜻한 홍삼은 체내의 냉기를 몰아내고 몸을 따뜻하게 해주어 여성에게 매우 좋다.

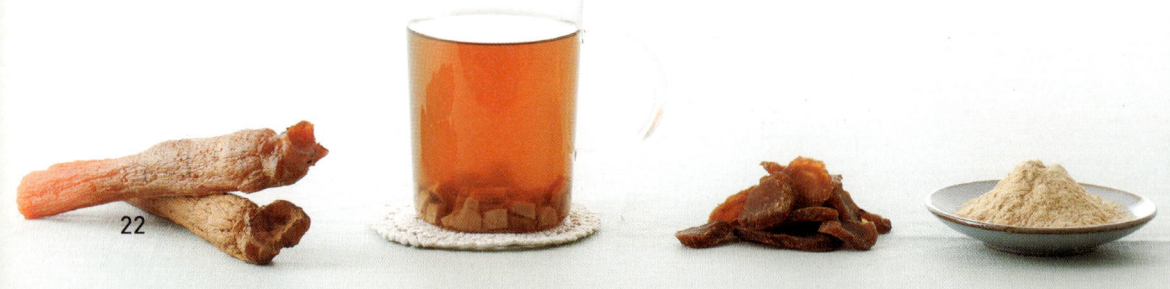

최근에는 불임으로 고생하는 여성들도 많다. 불임의 원인은 여러 가지가 있지만, 다낭성 난소증후군이 대표적인 원인으로 알려졌다. 그런데 '홍삼이 다낭성 난소증후군을 예방한다'는 연구결과도 발표된 바 있다. 다낭성 난소증후군은 청소년기부터 20~30대 가임기 여성에게 가장 많이 나타나는 내분비질환으로 초기에는 별문제가 되지 않지만, 방치하면 불임, 자궁내막염, 난소암 등으로 발전하기도 한다. 홍삼을 장기복용하면 부작용 없이 다낭성 난소증후군을 예방하고 치료하는 데 도움이 된다.

40~50대, 노화를 막아라

중장년층 건강관리의 핵심은 '노화예방과 활력증진'이다. 중년 남성은 지속적인 흡연과 음주, 불규칙한 생활과 식습관으로 인해 고혈압, 고지혈증, 혈관장애 등 건강에 빨간불이 켜지고, 여성은 출산으로 인해 골다공증, 빈혈 등 체력이 떨어지고 노화가 시작된다. 또한 스트레스를 많이 받다 보니 가슴이 답답하고, 만사가 무기력해지고, 우울한 기분이 드는 소위 '화병'을 겪기 쉽다. 이 시기에는 영양에 균형을 잡아 주는 것이 중요하기 때문에 질 좋은 단백질을 충분히 섭취하고, 신선한 과일과 채소를 많이 먹는 것이 좋다. 참기름, 참깨, 콩류, 흑미, 호두, 땅콩 등도 노화방지에 좋은 식품이다. 중장년층 건강관리에 가장 좋은 식품은 홍삼이다. 홍삼은 알코올 분해를 촉진시켜 숙취해소에 도움을 주며, 음주에 의한 기억 손상을 회복시켜주는 효과가 있다. 만성피로에 지친 몸을 풀어주고, 스트레스를 해소시키며, 항산화 작용을 활발히 하여 노화방지에도 도움을 준다. 또한, 면역력을 강화시켜 질병을 막고, 고혈압이나 당뇨 같은 성인병이나 암 예방에도 효과적이다. 골밀도를 높여주어 뼈가 약한 중년에게 더욱 좋다.

60대 이후, 기력을 충전하라

나이가 들면 체력과 면역력이 떨어져 잔병치레가 잦아지고, 혈액순환이 좋지 못해 소화기능이 약해진다. 또한 체내 노폐물 배출 저하 등으로 피로가 쌓이고 노화가 촉진된다. 가벼운 질환부터 암이나 뇌졸중과 같은 중증 질병에 노출되기 쉬운 시기로 기력을 보충해 체력을 유지해야 한다.

이 시기에는 음식을 많이 먹기보다 소식하는 것이 건강에 좋고, 육식보다는 채식이 좋다. 식품은 각각 고유의 성질을 가지는데, 찬 성질의 식품보다는 홍삼을 비롯하여 파프리카, 고추, 마늘, 더덕, 호박, 도라지, 오미자, 생강, 양파와 같이 더운 성질의 식품이 면역력을 높여주고 혈액순환에 도움을 준다. 날씨 변화가 심한 간절기에는 건강관리에 유의하고, 체력저하가 큰 가을·겨울에는 특히 신경을 써서 몸을 보해야 한다. 흔히 가을이 되면 겨울을 대비해 인삼이나 보약을 먹는 경우가 많은데, 홍삼은 인삼보다 먹기 편하면서도 사포닌의 수가 더 풍부해 훨씬 효과적이다.

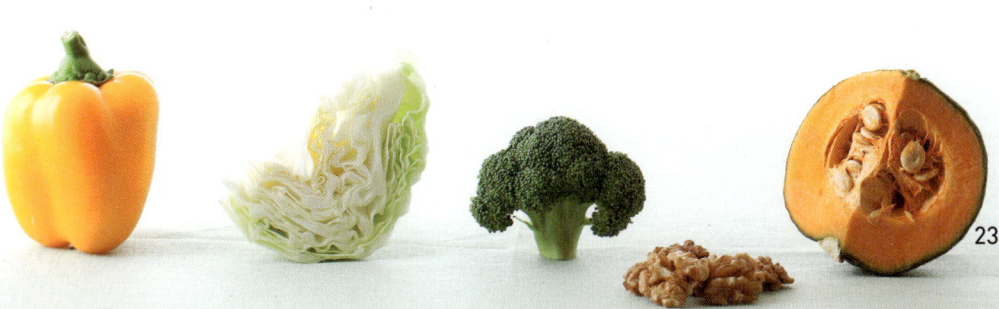

식습관을 바꿔 건강을 채운다

건강관리의 첫 걸음은 올바른 식습관이다. 음식은 우리 몸에 약이 될 수도 있고, 독이 될 수도 있다. 몸을 건강하게 하는 밥상은 거창하거나 화려하지 않다. 인공을 배제하고 자연의 맛에 가까이 가는 것이 바로 건강의 지름길이다.

절이고 삭힌 발효 음식 먹기

발효는 '썩힌다'는 의미다. 하지만 몸에 해로운 곰팡이가 피거나 유해한 물질로 변하는 부패와는 다른 개념이다. 오랜 시간 삭히고 익히는 동안 몸에 좋은 미생물이 각종 효소를 분비시켜 영양을 더 풍부하게 만드는 것이다.

우리나라 사람은 아주 오래전부터 발효 음식을 먹었다. 간장, 고추장, 된장 등 대표적인 양념과 김치, 젓갈, 각종 장아찌 등 우리 식탁에 빠지지 않는 음식들이 발효를 통해 만들어진다. 발효과정에서 생긴 유익한 유산균들은 면역력을 높여주고, 콜레스테롤을 낮춰 혈관을 깨끗하게 해준다. 또한 발효 음식은 식이섬유가 풍부해 배변작용을 도와주고, 골밀도를 높여 뼈를 튼튼하게 해준다. 해독기능도 있어 간 기능을 개선시키고 아토피나 알레르기와 같은 피부병 예방에 도움을 준다. 콩을 주원료로 하는 된장, 간장 등은 콩 속에 함유된 사포닌이 발효과정에서 더욱 활성화되어 암 예방에 효과가 있다. 사포닌은 홍삼에도 풍부하게 함유되어 있다.

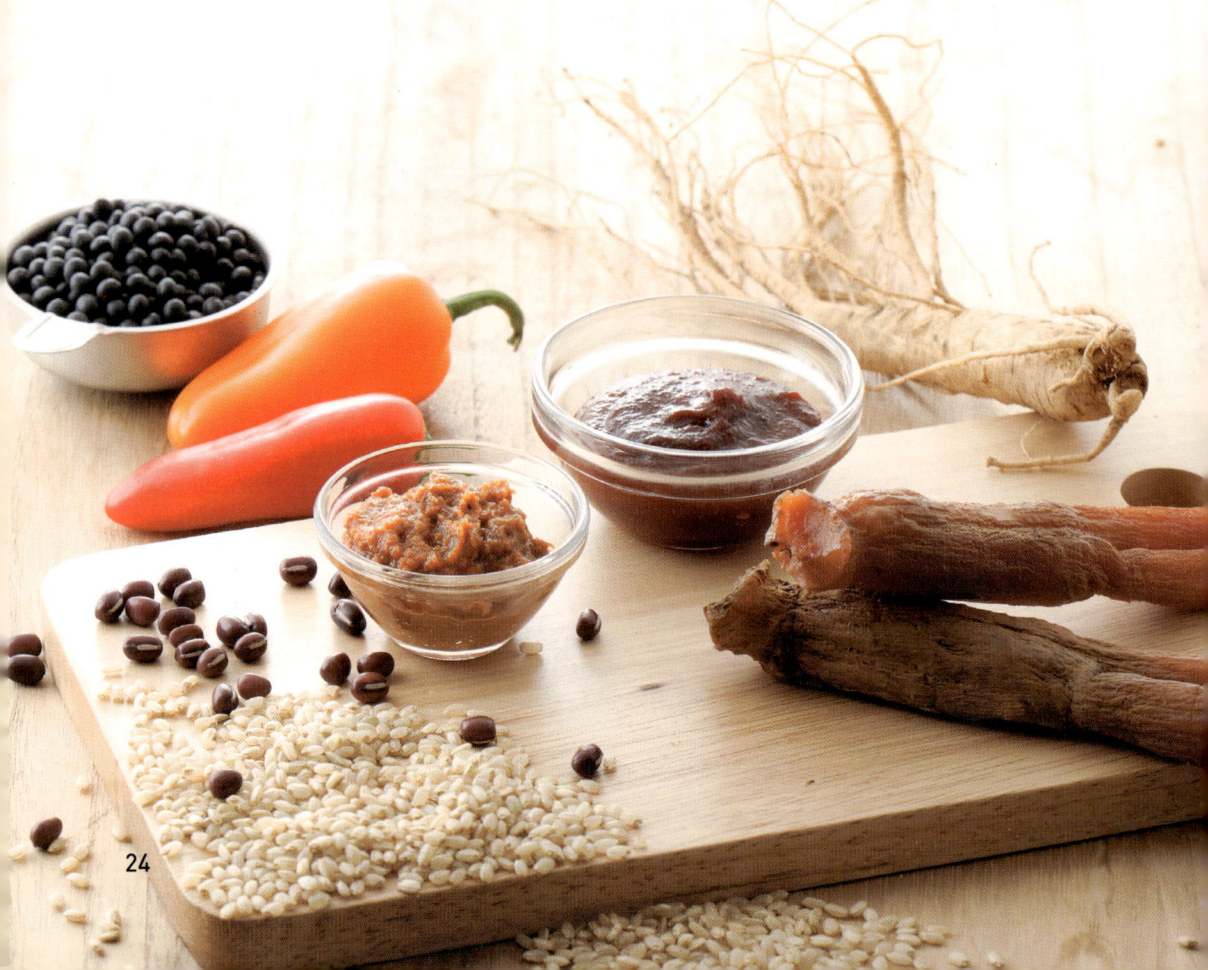

소금은 조금만, 저염식 먹기

세계보건기구에서 권장하는 하루 나트륨 섭취량은 2g인데 비해, 우리나라 성인은 하루에 10g 이상을 섭취하고 있다고 알려졌다. 나트륨은 신진대사에 꼭 필요한 무기질이지만, 많이 섭취하면 삼투압 작용으로 체액이 증가하고, 혈관이 수축되어 혈액순환에 문제가 생기며, 노폐물이 제대로 배출되지 못한다. 건강한 사람은 나트륨을 과다 섭취해도 자연스럽게 배출되지만, 신장에 문제가 있거나 허약한 체질이라면 체내에 그대로 남게 된다.
우리가 먹는 채소나 과일에도 나트륨이 함유되어 있기 때문에 요리할 때 소금을 과하게 사용하지 않아도 된다. 나트륨 섭취를 줄이려면 맵고 짠 찌개보다는 맑은 국을 먹는 게 좋고, 국물보다는 건더기 위주로 섭취해야 한다. 인스턴트 식품이나 가공식품도 나트륨이 많이 들어 있기 때문에 멀리해야 한다.

하루에 다섯 가지 색깔 챙기기

자연에서 햇빛과 바람을 맞으며 자란 채소나 과일, 곡류 등은 스스로 몸을 보호하기 위해 '피토케미컬(Phytochemical)'이라는 화학물질을 만들어 낸다. 이 물질은 몸에 유해한 활성산소를 제거하고 세포를 재생시켜 노화방지와 질병예방에 도움을 주고, 피로회복과 스트레스 해소에도 효과적이다. 더욱이 채소나 과일, 곡류 등은 고유의 색깔에 따라 다른 효능을 갖고 있어, 여러 가지 색깔의 과일이나 채소를 골고루 섭취하면 건강에 매우 좋다.
토마토, 딸기, 사과처럼 붉은색 식품은 혈액순환을 돕고 신진대사를 활성화시켜 에너지 충전에 도움을 주며 혈관질환을 예방하고 심장을 튼튼하게 해준다. 바나나, 감자, 귤처럼 노란색 식품은 세포의 노화를 막고 질병을 예방하는데 효과적이다. 양파, 버섯, 마늘, 더덕처럼 하얀색 식품은 면역력을 높여주고 디톡스 효과가 있어 노폐물 제거에 탁월하다. 검은콩, 흑미, 다시마처럼 검은색 식품은 기력회복과 정력증강에 좋고, 심장질환이나 뇌졸중 예방에 도움을 준다. 브로콜리, 시금치와 같이 초록색 식품은 엽록소가 풍부해 콜레스테롤 수치를 낮추고 세포 재생력이 커 노화방지에 도움을 준다.

백색 식품 멀리하기

흰 쌀, 흰 밀가루, 흰 소금, 흰 설탕 등 백색 식품은 몸에 해롭다. 흰 쌀은 단맛이 나고 식감이 부드럽지만, 도정 과정에서 씨눈과 식이섬유가 모두 깎여 영양 손실이 큰 상태다. 따라서 흰 쌀만 섭취하면 영양소가 부족하기 때문에 콩, 보리, 흑미, 찹쌀, 완두콩 등 잡곡과 섞어 영양의 균형을 맞추는 것이 좋다. 잡곡을 챙기기 어렵다면 현미를 섞는 것도 좋은 방법이다. 현미는 각종 비타민과 미네랄, 칼륨, 아연 등이 풍부하고, 체질개선에 효과가 있으며, 콜레스테롤을 낮춰주고 체력 보강에 도움이 된다.
설탕은 정제과정에서 하얗게 표백하는 것도 문제지만, 단맛에 익숙해지면 과일이나 채소가 지닌 고유의 맛을 느낄 수가 없고, 혈당을 높여 장기적으로 비만이나 당뇨 등을 일으킬 수 있다. 특히, 아이들은 단맛에 길들여지면 집중력이 저하되고, 산만하고 폭력적인 경향이 나타날 수도 있으므로 관리가 필요하다. 요리를 할 때 단맛을 내려면 설탕 대신 양파나 단호박을 사용하거나 매실청, 조청 등을 사용하는 게 건강에 더 좋다.

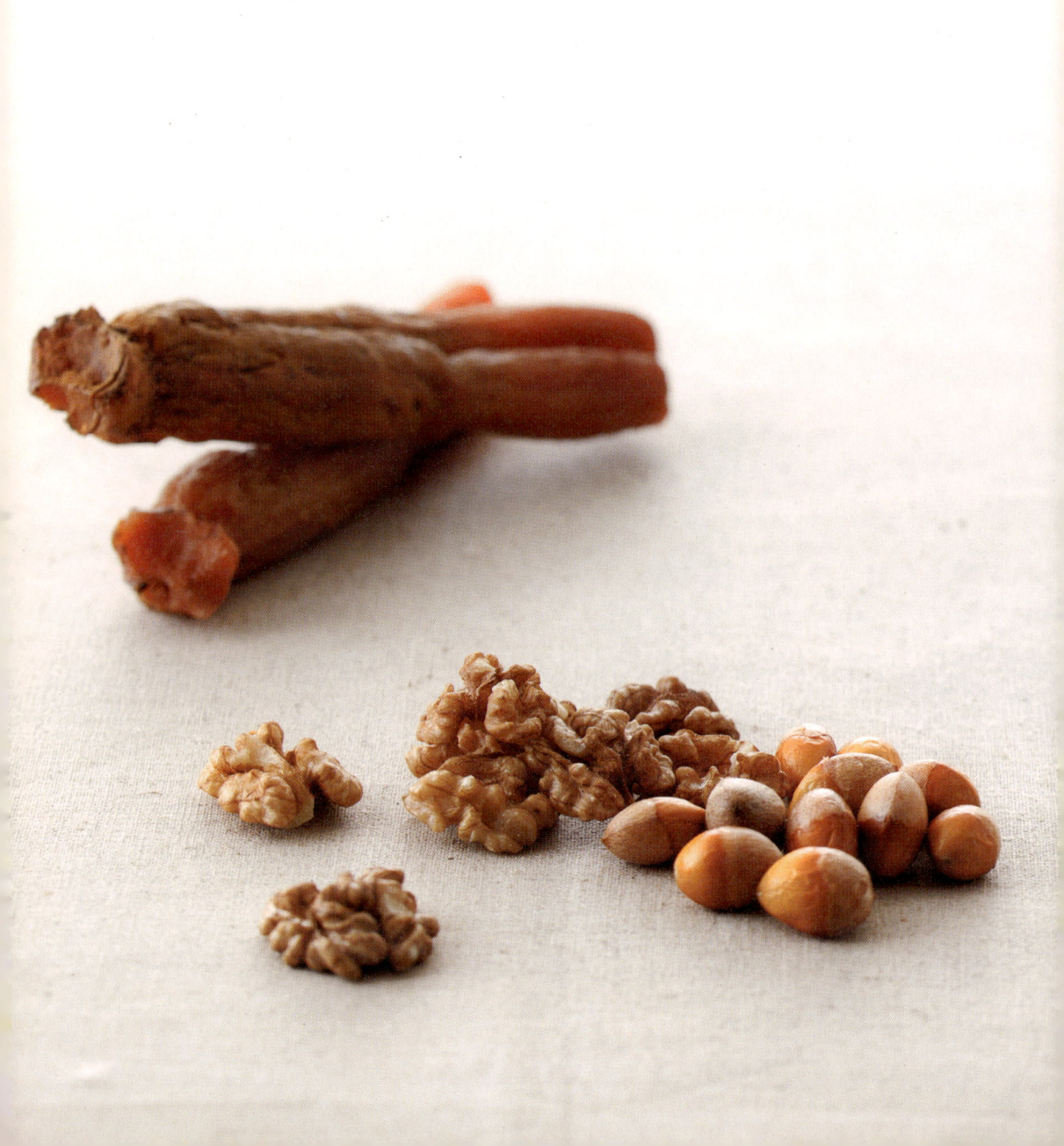

CHAPTER 02

밥상을 풍성하게 하는 홍삼 반찬

몸에 좋은 홍삼은 농축액이나 홍삼분을 그대로 섭취해도 좋지만,
요리를 할 때 넣으면 홍삼의 쌉쌀하면서도 담백한 맛과 음식의 맛이 어우러져 깊은 풍미가 난다.
특히 홍삼의 쓴맛이 부담스러운 아이들에게는 홍삼 반찬이 그만.
건강도 지키고 맛있게 먹을 수 있는 영양 홍삼 반찬을 만들어 보자.

홍삼죽순겨자채

다양한 채소에 겨자소스를 곁들여 새콤달콤한 맛이 일품인 홍삼죽순겨자채는 홍삼절편을 넣어 쫄깃쫄깃한 식감과 은은한 홍삼 향까지 더해 풍부한 맛을 느낄 수 있다. 죽순은 노폐물 배출과 체내 순환을 도와주어 기를 보충하는 데 좋은 식품인데, 여기에 몸에 좋은 홍삼까지 더하면 원기회복에 더없이 좋다.

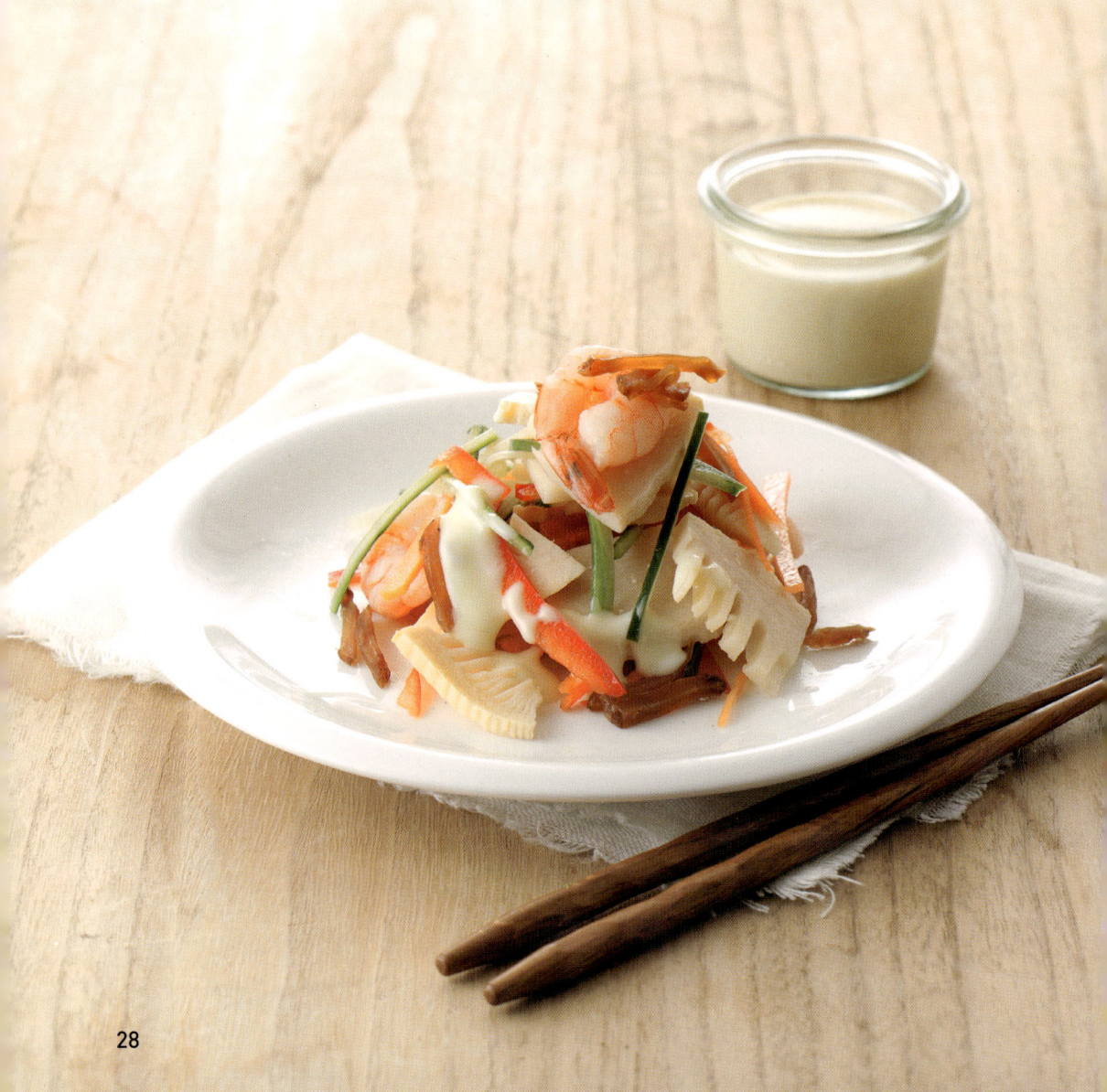

재료
죽순	1/2개
홍삼절편	1봉지
칵테일 새우	10마리
파프리카(청·주·홍)	1/2개씩
당근	1/4개
오이	1/2개
소금	약간

겨자소스
발효겨자	2작은술
식초	2큰술
소금	1작은술
연유	2큰술
배즙	4큰술
마요네즈	2큰술

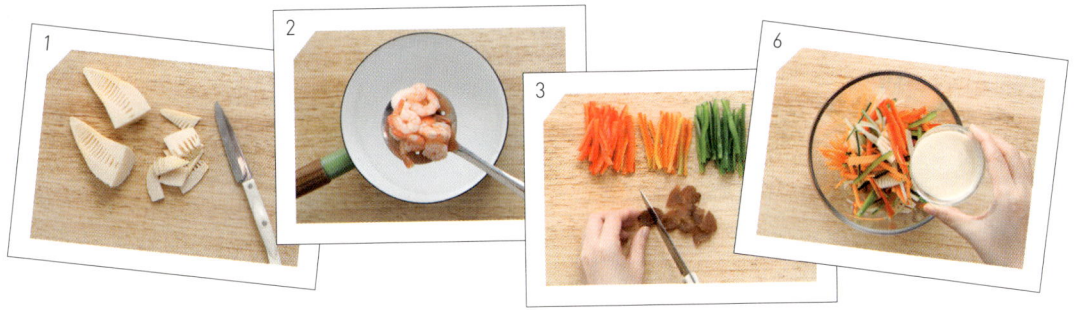

1 죽순은 끓는 쌀뜨물에 데치고, 속의 하얀 석회가루는 긁어낸 후 빗살 모양으로 0.3센티미터 두께로 편 썰기 한다.
2 칵테일 새우는 끓는 물에 소금을 넣어서 데친 후 그대로 식힌다.
3 홍삼절편은 채 썰고, 파프리카는 깨끗이 씻어 속을 발라낸 후 0.2센티미터 두께로 채 썬다.
4 당근, 오이는 5센티미터 길이로 돌려 깎은 후 0.2센티미터 두께로 채 썬다.
5 분량의 재료로 겨자소스를 만든다.
6 준비된 재료를 볼에 담고, 겨자소스로 골고루 버무린 후 그릇에 담아낸다.

소스는 약하게 간하세요

죽순은 맛이 강하지 않기 때문에 소스가 진하면 특유의 풍미가 떨어진다. 생죽순을 사용할 때는 데치듯 삶아야 쓰고 떫은 맛을 제거할 수 있다. 삶을 때는 쌀뜨물을 이용하는데, 삶은 옥수수 같이 구수한 냄새가 나면 익은 것이다.

홍삼달걀찜

대부분 달걀찜을 쉬운 요리로 생각하지만, 타거나 퍽퍽해지는 등 의외로 실패하는 경우가 많다. 이 때 홍삼을 달이고 남은 홍삼박과 다시마를 넣어 우린 물로 달걀찜을 만들면 비린내가 없고 맛이 한층 더 부드러워진다. 또한 달걀과 식궁합이 맞는 애호박을 함께 넣으면 영양이 더욱 풍부해진다.

재료
달걀 3개
국간장 1작은술
홍삼박 15g
다시마(사방 4센티미터) 1장
물 3컵
애호박 1/8개
실파 2대
소금 약간

1 물에 다시마와 홍삼박을 넣고, 중약불로 10분 정도 가열한 후 식힌다.
2 애호박은 사방 0.5센티미터로 잘게 썰고, 실파는 송송 썰어서 준비한다.
3 1의 홍삼물에 달걀을 넣어 잘 푼 후 체에 거른다.
4 3의 달걀물에 국간장과 소금을 넣은 후 2의 애호박과 실파를 넣는다.
5 사기 그릇에 4의 내용물을 담고, 물을 올린 냄비에 넣은 후 약불에서 15분 정도 중탕한다.

약불에서 중탕으로 찌세요

달걀찜을 부드럽게 만들려면 약불에서 물이 끓지 않도록 찌는 것이 좋다. 홍삼박 대신 홍삼 추출액이나 홍삼분을 넣으면 달걀 특유의 비린 맛이 나지 않고 맛도 좋다.

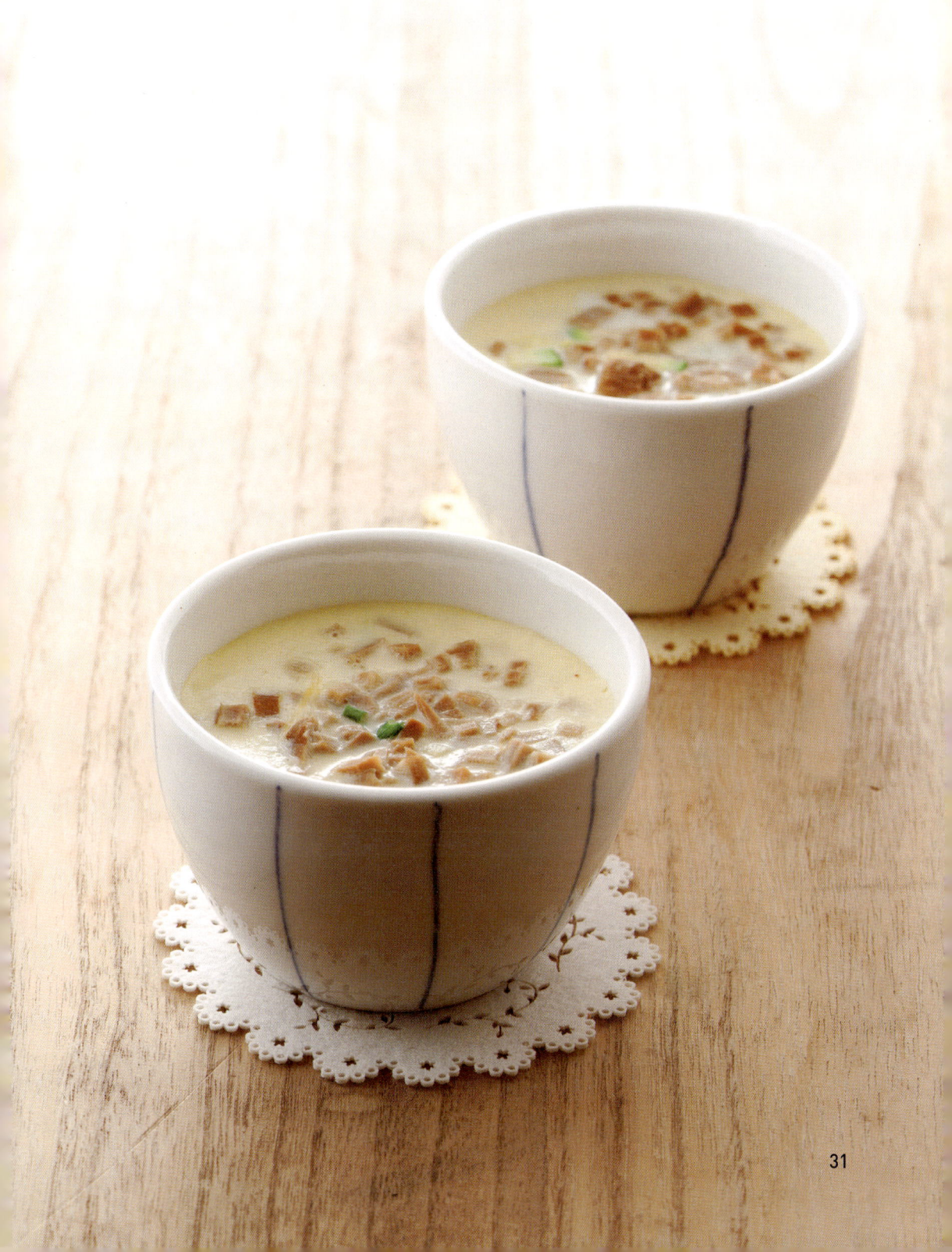

홍삼냉이오징어튀김

쫄깃하고 씹는 맛이 일품인 오징어와 쌉쌀하면서도 개운한 냉이가 만나 식욕을 돋워준다. 독특한 향이 특징인 냉이는 칼슘, 철분, 인 등 미네랄뿐만 아니라 비타민 A, B₁, C 등이 풍부해 춘곤증 예방에 좋다. 봄철 건강 반찬으로 으뜸이다.

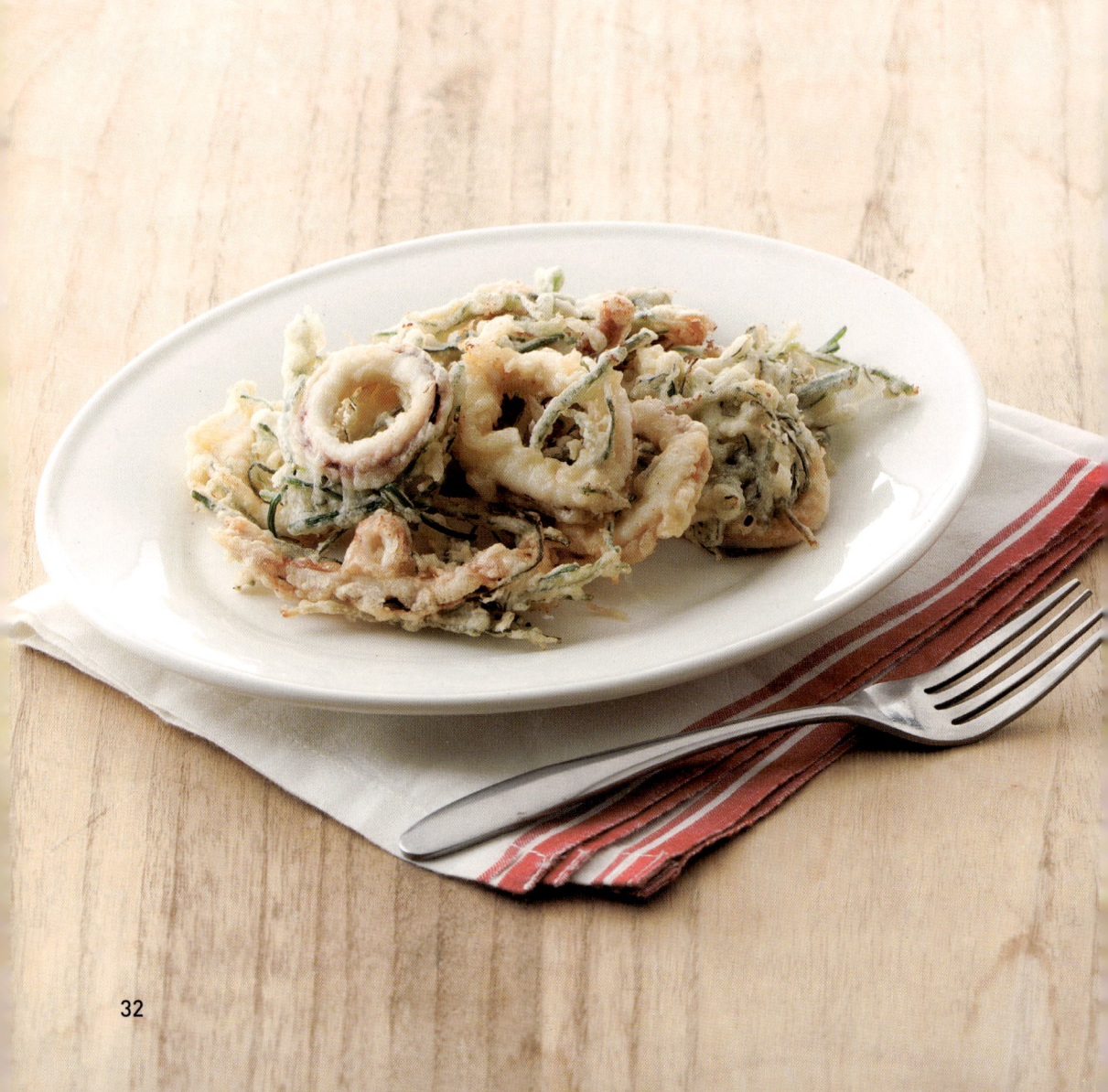

재료

오징어	1마리
냉이	1줌
두릅	4개
밀가루	1/2컵
식용유	7컵

튀김옷

홍삼분	1큰술
부침가루	1/4컵
쌀가루	5큰술
튀김가루	1/2컵
물	1/2컵
다진 파슬리	1/2큰술

1. 오징어는 내장과 껍질을 제거하고, 링 모양을 살려 0.7센티미터 두께로 썬 후 물기를 제거한다.
2. 냉이는 겉잎과 뿌리를 칼로 살짝 긁은 후 깨끗이 씻어 물기를 제거한다.
3. 두릅은 순만 자르고, 칼로 가시를 긁어내고, 끓는 물에 데쳐 찬물에 헹군 후 물기를 제거한다.
4. 믹싱 볼에 분량의 튀김옷을 만든다.
5. 오징어, 냉이, 두릅은 밀가루를 묻힌 후 4의 튀김옷을 입힌다.
6. 튀김 팬에 기름을 넉넉히 두르고, 180도가 되면 5의 재료를 넣어 바삭하게 튀긴 후 키친타월을 깐 접시에 얹어 기름을 제거한다.

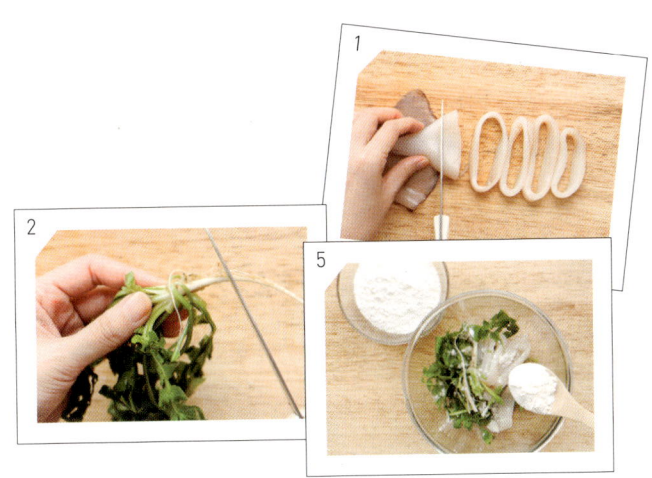

🌱 냉이는 향이 진한 게 좋아요

냉이는 뿌리가 너무 굵거나 질기지 않고, 잎이 많이 피지 않으며, 향이 진한 것으로 선택한다. 오징어를 튀길 때 물기가 있으면 기름이 많이 튀기 때문에 물기를 잘 제거한 후 덧가루를 묻혀야 한다. 냉이나 두릅이 없으면 달래, 쑥갓 등 푸른 잎 채소를 튀겨도 좋다.

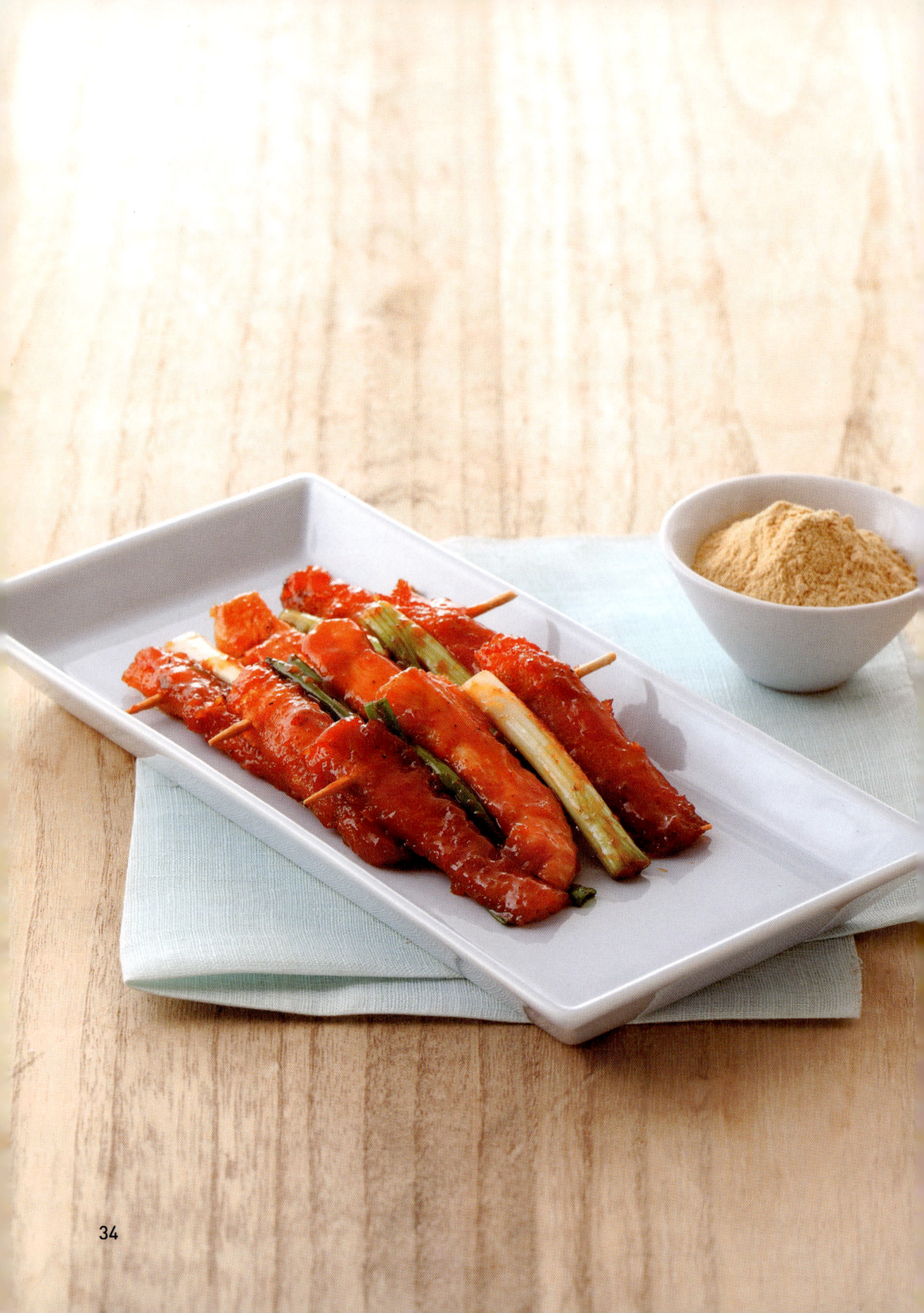

홍삼더덕닭고기산적

더덕은 기관지염이나 인후염 등의 호흡기 염증을 가라앉히는 효과가 있다. 그래서 폐열이 심할 때 민간요법으로 더덕을 달여 먹었다. 여기에 면역력 강화에 효과적인 홍삼을 함께 섭취하면 겨울철 보양 음식으로 더없이 좋다.

재료
- 닭가슴살 200g
- 더덕 4개
- 쪽파 5대
- 산적용 꼬치 4개
- 포도씨유 2큰술

양념장
- 홍삼분 1큰술
- 설탕 1큰술
- 다진 파 · 다진 마늘 1큰술씩
- 맛술 1큰술
- 고추장 3큰술
- 진간장 1/2큰술
- 물엿 · 참기름 2큰술씩
- 생강 · 후추 약간씩

닭가슴살 양념
- 홍삼분 1작은술
- 우유 1/2컵
- 로즈메리 1줄기
- 소금 · 후추 약간씩

1. 닭가슴살은 분량의 닭가슴살 양념에 1시간 정도 재운 후 세로로 1.5센티미터 너비로 자른다.
2. 더덕은 껍질을 벗겨 씻고, 방망이로 두드린 후 양념이 고루 배도록 손질한다.
3. 쪽파는 더덕 길이에 맞춰 자른다.
4. 분량의 양념장 재료를 모두 섞고, 닭가슴살과 더덕을 넣은 후 냉장고에 1시간 정도 재운다.
5. 산적용 꼬치에 더덕, 닭가슴살, 쪽파를 순서대로 꽂은 후 달궈진 프라이팬에서 약불로 노릇하게 지져낸다.

더덕은 소금물에 담갔다 사용하세요

더덕은 잔가지가 적고, 길게 쭉 뻗었으며, 두께가 일정하면서 겉에 흙이 마르지 않고, 잘랐을 때 진액이 많이 나오는 것이 좋다. 더덕은 특유의 아린 맛이 나는데, 소금물에 담갔다가 사용하면 아린 맛이 덜 해 먹을 때 좋다.

봄동홍삼소스무침

비타민과 섬유소가 풍부한 봄동은 신진대사를 원활하게 하여 봄철 춘곤증을 물리치는 데 좋은 음식이다. 여기에 칼슘, 비타민 C, 인산이 풍부하고 상큼한 맛이 나는 돌나물을 더하면 식욕이 저하되는 봄철에 입맛을 되살리는데 좋다.

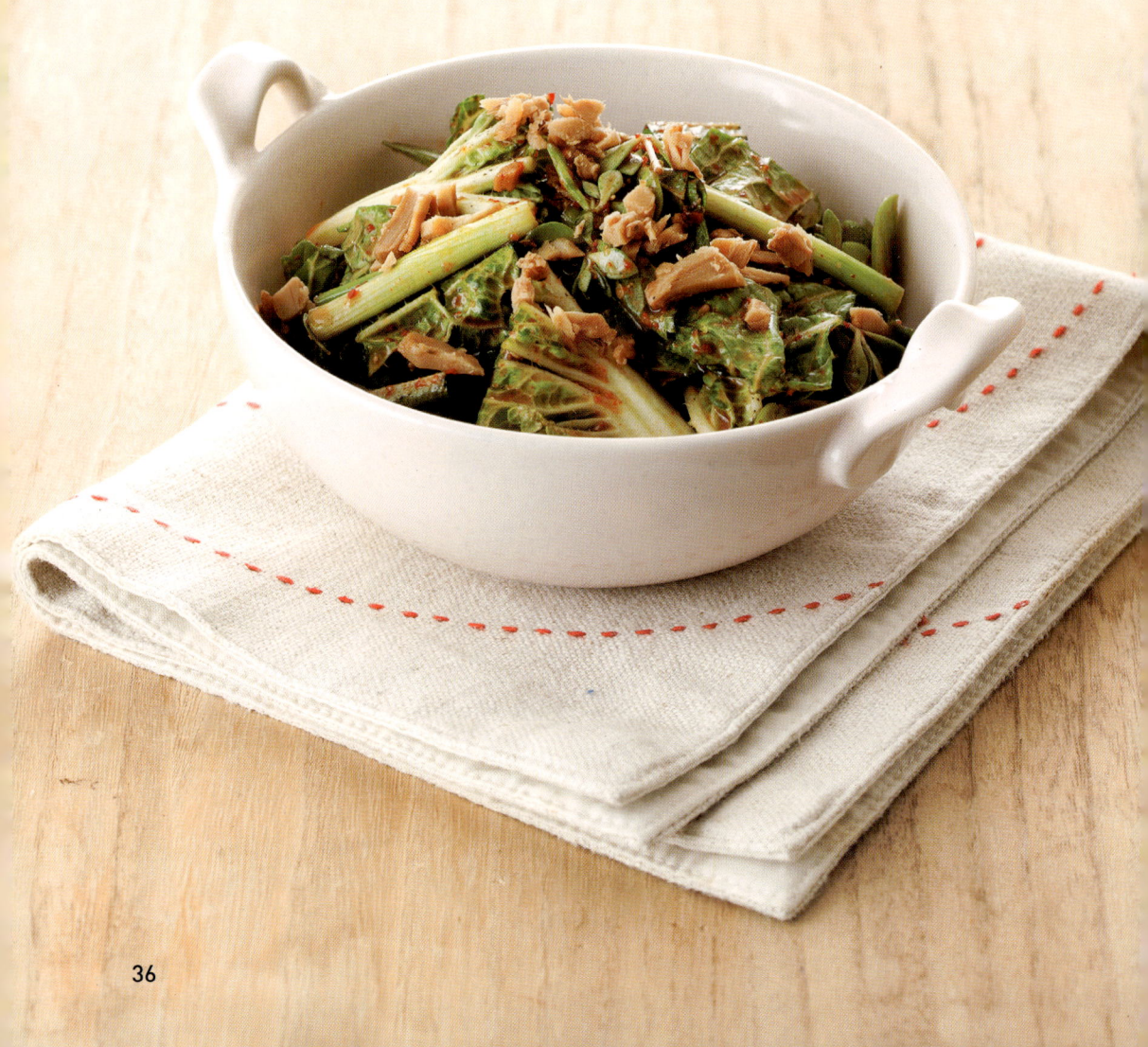

재료

봄동	한줌
돌나물	한줌
깻잎	5장
쪽파	3대

무침양념

홍삼박	15g
간장	2작은술
사과식초	1작은술
매실청	1큰술
고춧가루	1작은술
단진 마늘	1/2작은술
참기름	2작은술
통깨	2작은술
소금	약간

1. 돌나물은 물기를 제거하고, 봄동은 먹기 편한 크기로 손으로 찢고, 깻잎은 1센티미터 폭으로 썰고, 쪽파는 4센티미터로 자른다. 홍삼박은 잘게 썰어 준비한다.
2. 믹싱볼에 잘게 썬 홍삼박을 제외한 재료들을 섞는다.
3. 잘게 썬 홍삼박은 무침양념을 섞어서 준비한다.
4. 2의 재료와 3의 양념을 잘 버무린 후 그릇에 넣어 마무리한다.

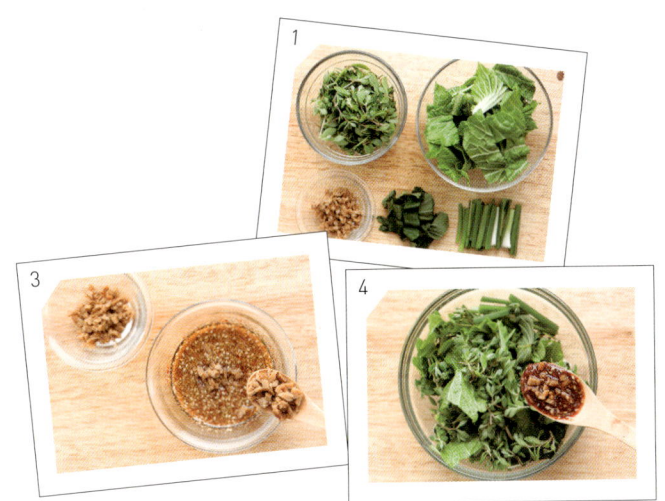

🌿 겉절이는 미리 무치면 맛이 없어요

겉절이를 할 때 채소에 미리 간을 하면 채소가 질겨지고 숨이 죽어 맛이 없다. 양념을 미리 만들어 두었다가 먹기 직전에 살짝만 버무리면 채소의 아삭한 식감이 나고, 무침 양념의 산뜻한 맛도 살아 있다. 특히 돌나물은 너무 버무리면 풋내가 나므로 살살 버무린다. 두릅이나 봄동이 없으면 쌈배추로 해도 맛있다.

홍삼애탕국

애탕국은 봄에 돋은 어린 쑥과 다진 쇠고기로 완자를 빚은 후 쇠고기 육수로 만든 장국에 넣어 익힌 전통음식이다. 장국을 끓일 때 홍삼 달인 물이나 농축액을 적당량 첨가하거나 완자를 빚을 때 홍삼분을 이용하면 간편하게 홍삼애탕국을 만들 수 있다.

재료

홍삼절편	1/2봉지
생쑥	1/2줌
다진 쇠고기(우둔살)	80g
참기름 · 다진 마늘	1/2작은술씩
다진 파	1작은술
밀가루	2큰술
달걀	1개
소금 · 후추	약간

장국

쇠고기(양지머리)	100g
홍삼 농축액	2g
국간장	1/2큰술
굵은 소금	약간

다시마 우린 물

| 다시마(사방 5센티미터) | 2개 |
| 물 | 5컵 |

1. 장국용 쇠고기는 찬물에 담가 핏물을 빼고, 사방 2센티미터로 썰어, 냄비에 볶은 후 다시마 우린 물, 홍삼 농축액, 굵은 소금을 넣고 끓인다.
2. 생쑥은 깨끗하게 씻어 끓는 물에 데치고, 찬물에 헹궈서 물기를 제거한 후 잘게 다진다.
3. 2의 생쑥에 다진 쇠고기와 파, 마늘, 소금, 후추, 참기름을 넣어 버무린다. 홍삼절편을 불린 후 다져 넣어 차지게 치댄다.
4. 3을 직경 1.5센티미터의 작은 완자로 빚은 후 밀가루를 입힌다.
5. 4를 달걀물에 살짝 담근 후 1의 장국이 팔팔 끓을 때 넣어 한소끔 익힌다.
6. 장국에 뜨는 거품은 걷어내고, 마지막에 국간장, 소금으로 간한다.
7. 완자가 떠오르면 그릇에 옮겨 담는다. 기호에 따라 달걀지단이나 생쑥을 고명으로 얹는다.

반죽에 홍삼을 잘게 다져 넣으면 더욱 좋아요

씹히는 맛을 좋아하면 홍삼을 잘게 다져 반죽에 넣으면 좋다. 홍삼절편이 딱딱할 경우에는 물에 불려 부드럽게 한 후 잘게 다져 사용한다. 홍삼은 향긋하면서 쌉싸래한 봄나물과 잘 어울릴 뿐만 아니라 몸을 따뜻하게 해주는 효능이 있으므로 함께 먹으면 원기회복 및 면역력 증진 효과를 높일 수 있다.

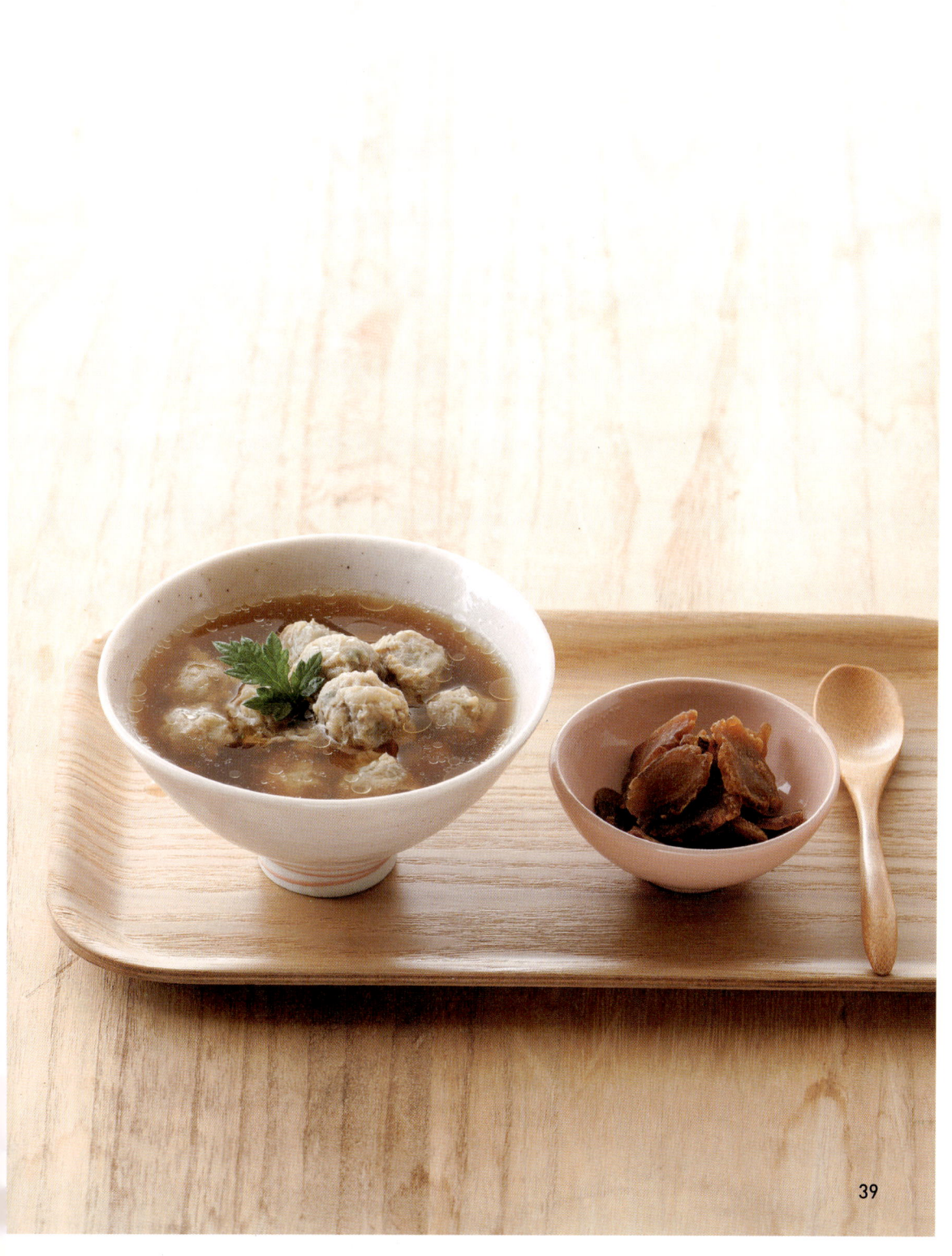

홍삼호두은행볶음

호두와 은행은 호흡기 기능을 보강하고 기침과 가래를 삭여준다. 감기에 자주 걸리거나 목감기가 심한 경우 홍삼절편을 함께 넣어 볶아 먹으면 도움이 된다. 다만 은행은 독성이 있기 때문에 한꺼번에 많은 양을 먹는 것은 좋지 않다.

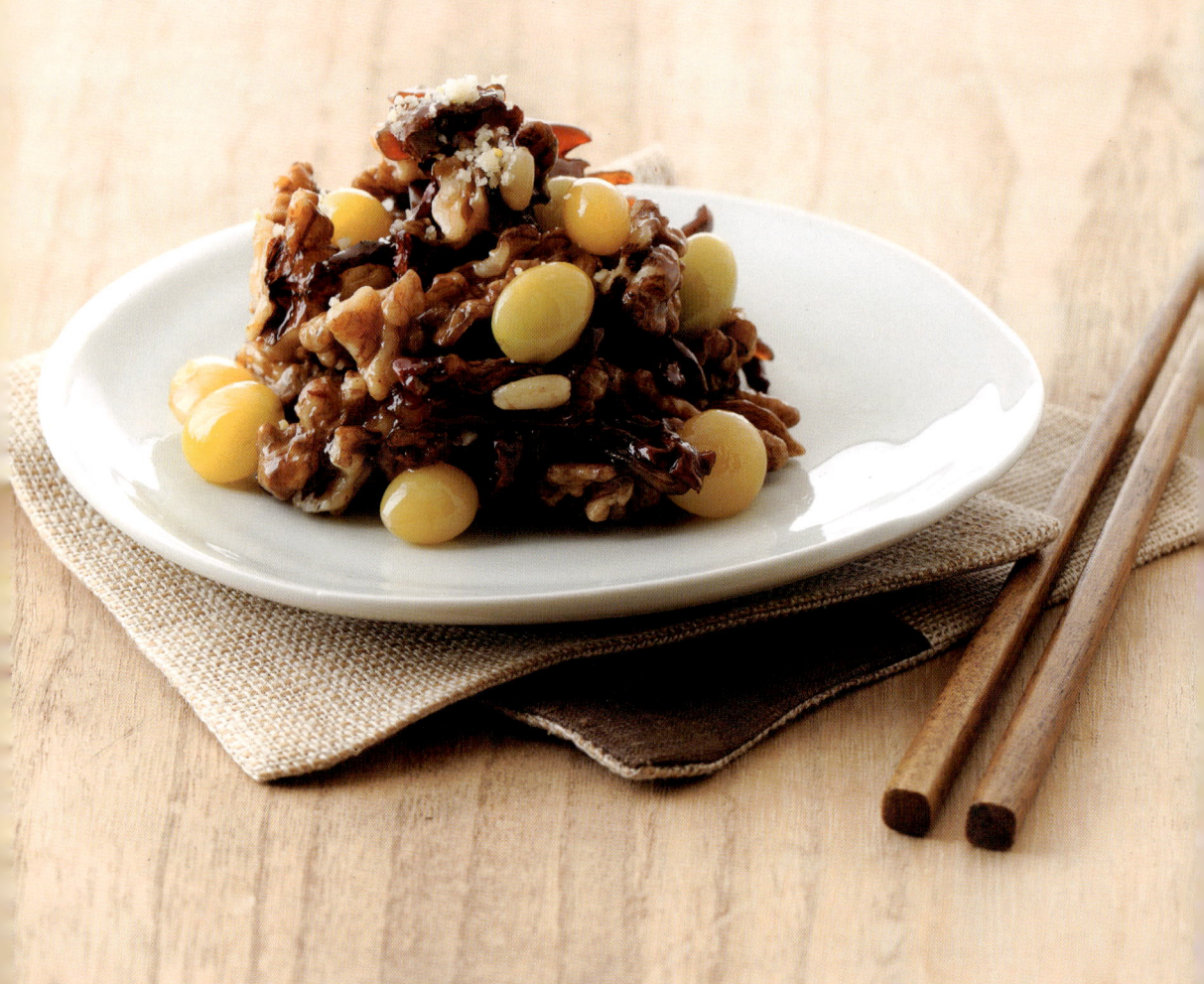

재료

홍삼절편 ·················· 1봉지
은행 · 호두 · 잣 ············ 10알씩
대추 ······················· 5개

조림 양념

진간장 ···················· 1작은술
요리당 · 맛술 · 참기름 ······ 1큰술씩
다진 마늘 ················· 1/2작은술
식용유 ···················· 약간

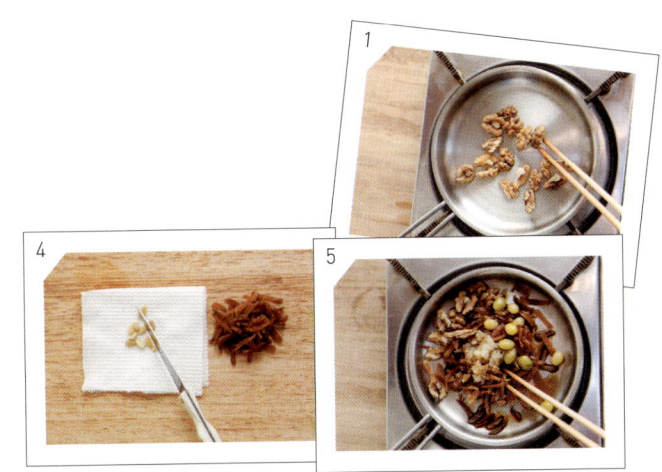

1 호두는 마른 프라이팬에 한 번 볶은 후 체에 쳐서 잡티를 제거한다.
2 기름을 두른 프라이팬에 은행을 굴리며 볶는다. 은행이 초록색이 되면 키친타월에 싸서 문지르면서 껍질을 벗긴다.
3 대추는 씨를 중심으로 돌려 깎기 한 후 곱게 채 썬다.
4 홍삼절편은 0.1센티미터 두께로 채 썰어 준비한다. 잣은 키친타월을 깔고, 그 위에서 곱게 다진다.
5 오목한 팬에 요리당을 제외한 조림 양념을 넣고, 양념이 끓어오르면 준비한 재료를 모두 넣고 볶는다.
6 5의 수분이 거의 없어지면 불을 끄고, 요리당을 넣어 한 번 섞은 후 그릇에 담는다.

🌿 요리당을 미리 넣으면 딱딱해져요

은행을 볶을 때는 기름을 많이 두르지 않고 약불에서 볶아야 딱딱해지지 않는다. 요리당을 처음부터 넣으면 재료들이 딱딱해지기 때문에 마지막에 넣고 살짝만 가열하는 것이 좋다.

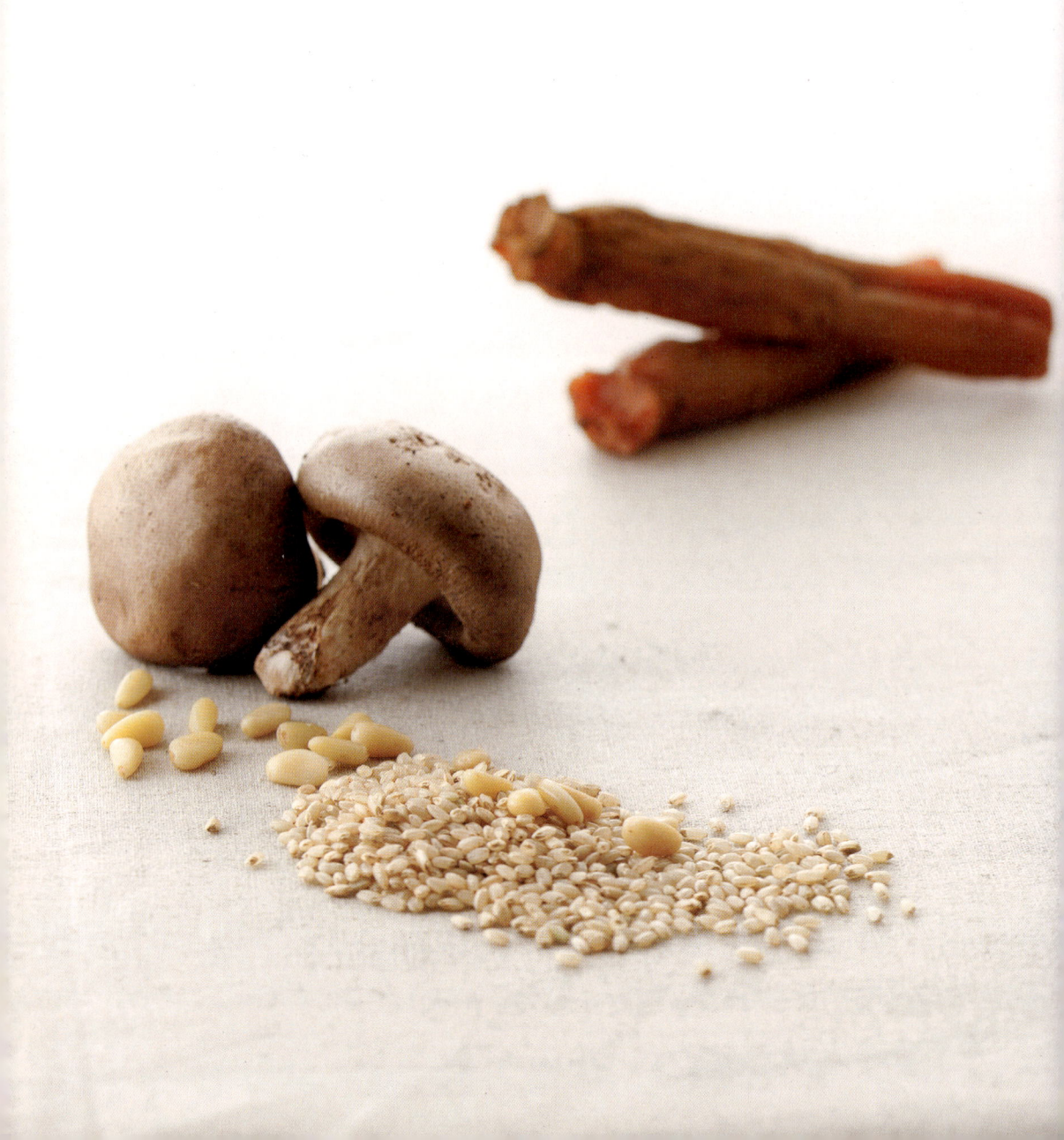

CHAPTER 03

홍삼으로 영양 더한 든든한 한 끼 식사

하루 세 번 매일 먹는 밥, 좀 더 건강하고 맛있게 먹을 수는 없을까?
바로 건강 지킴이 홍삼에 답이 있다.
홍삼과 식궁합이 맞는 다양한 재료를 넣어 든든한 한 끼 식사를 준비하면
그 어떤 보약보다 건강에 이롭다.

홍삼닭고기영양솥밥

흔히 영양솥밥이라고 하면 밤, 대추, 은행 등을 넣고 지은 밥을 떠올리는데, 홍삼분을 이용해 밥물을 만들고 닭고기를 더하면 원기회복에 뛰어난 영양솥밥이 된다. 또한 버섯, 우엉, 곤약 등 몸에 좋은 식재료를 풍부하게 넣으면 가족 건강식으로 매우 좋다.

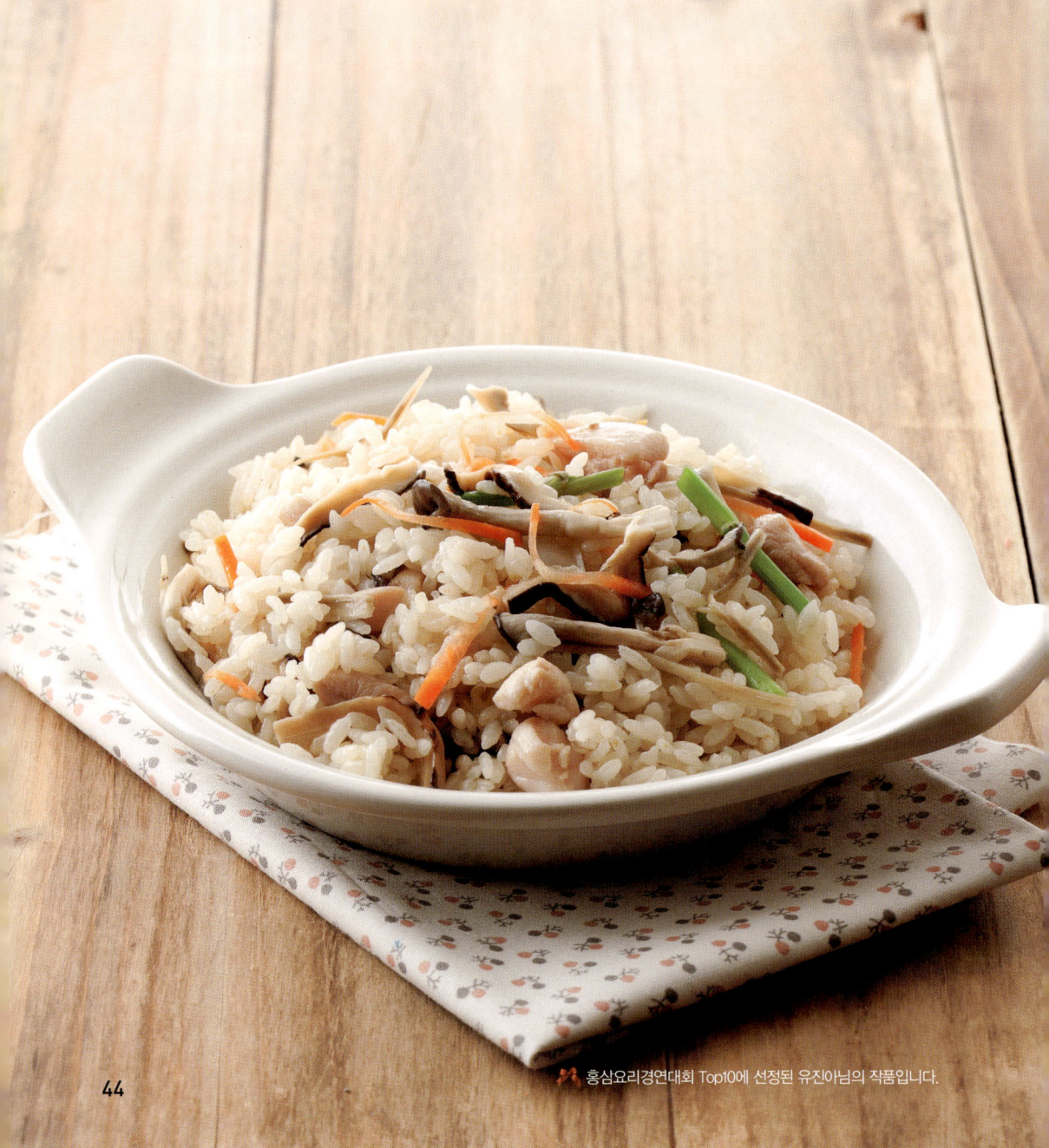

홍삼요리경연대회 Top10에 선정된 유진아님의 작품입니다.

재료
불린 쌀	2컵
닭다리살	2개
홍삼 농축액	1/2큰술
당근	1/5개
곤약(3센티미터)	1토막
우엉(10센티미터)	1토막
마른 표고버섯	2개
느타리버섯	한줌
미나리	10줄기
유부	4장
다시마(사방 5센티미터)	2장
식초	2큰술
식용유·소금	약간

닭다리살 양념
간장	3큰술
단진 파	1큰술
마늘	1/2큰술
깨소금	1큰술
참기름	1작은술
홍삼 농축액	1작은술
후추	약간

1. 닭다리살은 껍질을 벗기고, 칼집을 잘게 넣은 후 닭다리살 양념에 재운다.
2. 마른 표고버섯은 뜨거운 물에 살짝 불리고, 밑동을 제거한 후 채 썬다. 밑동은 버리지 말고 육수를 낼 때 사용한다.
3. 유부는 끓는 물에 데쳐 1센티미터 폭으로 썰고, 곤약은 편으로 썰어서 끓는 물에 소금을 넣고 데친다.
4. 우엉은 껍질을 벗겨 5센티미터로 자르고, 채 썬 후 식촛물에 담갔다가 끓는 물에 데친다.
5. 당근은 5센티미터로 채 썰고, 느타리버섯은 밑동을 제거한 후 찢어서 준비한다. 미나리는 4센티미터로 썬다.
6. 따뜻한 물에 다시마와 불린 표고버섯 밑동을 넣고 1시간 정도 우린다. 불에 올려 한번 끓어오르면 다시마와 표고버섯 밑동은 건져내고, 중불에서 5분 정도 육수를 끓인다.
7. 6의 다시마 육수에 닭다리살과 미나리를 제외한 나머지 재료를 넣고 한 번 더 끓인 후 체에 거른다.
8. 기름을 두른 프라이팬에 1의 닭다리살을 센불에서 겉면만 재빨리 익힌 후 적당한 크기로 썰어 놓는다.
9. 돌솥에 불린 쌀과 8의 닭다리살을 올리고, 7의 육수를 넣어 밥물을 맞춘 후 홍삼 농축액을 넣는다.
10. 밥이 다 되어 가면 7의 건더기를 넣고, 뚜껑을 닫은 후 뜸을 들인다.
11. 밥이 완성되면 불을 끄고, 미나리를 올린 후 뚜껑을 닫아 살짝 익힌다.

🐟 밥물의 양은 7부 정도가 적당해요

돌솥에 밥을 할 때는 물의 양을 7부로 맞추는 것이 좋다. 그렇지 않으면 물이 넘치고 제대로 뜸이 들지 않을 수 있다. 또한 뜸들이기 직전까지 뚜껑을 덮지 않아야 넘치지 않는다. 밥물이 끓어오르면 중불로, 자작해지면 약불로 줄인다.

홍삼잣죽

잣은 해송자, 실백, 백자, 송자라고 한다. 73퍼센트 정도가 지방이고, 대부분이 불포화지방산이며, 단백질도 15퍼센트 정도 함유하고 있어 자양강장식으로 좋다. 또한 소화도 도와주어 위 기능이 약한 사람에게 좋다.

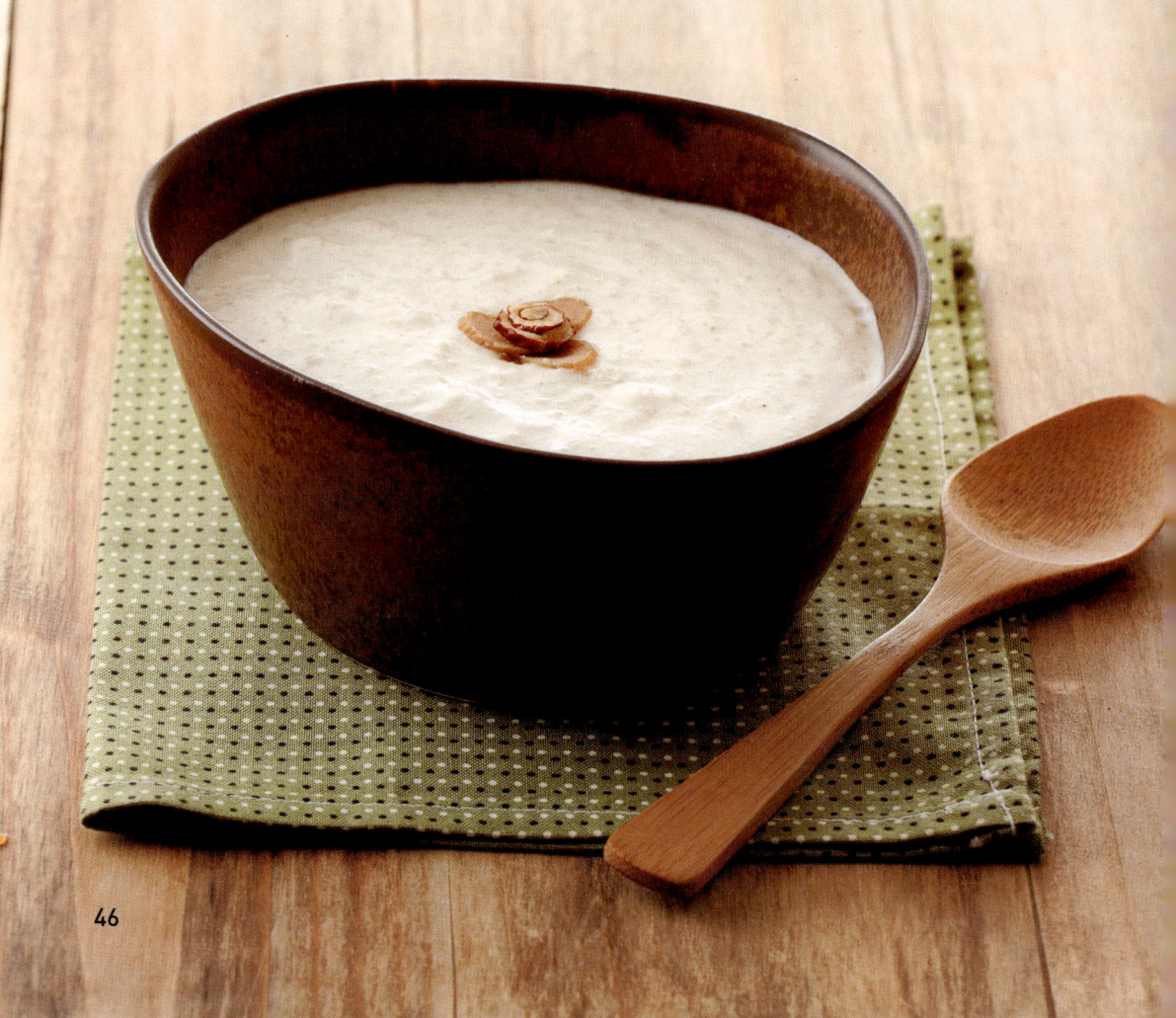

재료

홍삼박	30g
잣	100g
대추	1개
찬밥	1공기
물	1컵 반
꿀	1작은술
소금	1/4작은술

1 홍삼박 20g과 잣, 물을 넣고, 잣의 형태가 보이지 않도록 믹서에 간다.
2 1의 재료에 찬밥을 넣고, 다시 곱게 간 후 냄비에 담는다.
3 대추는 마른 천으로 닦은 후 돌돌 말아 얇게 썰고, 남은 홍삼박은 잘게 다진다.
4 냄비에 2의 잣죽과 다진 홍삼박을 넣고, 타지 않도록 저은 후 불을 끄고 그릇에 담는다.
5 3의 대추를 얹고, 기호에 따라 꿀이나 소금을 곁들인다.

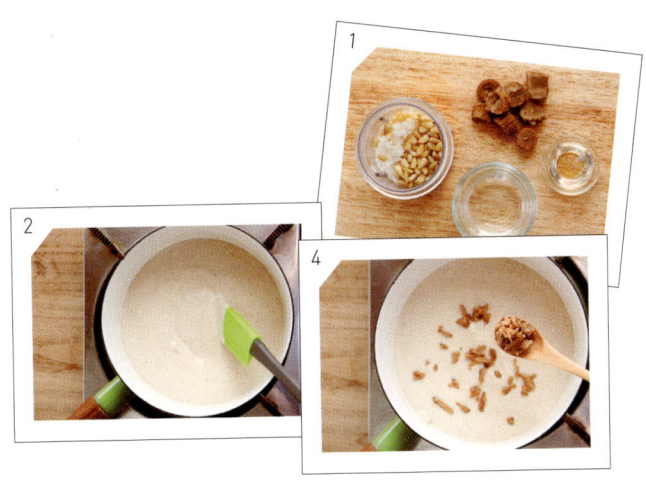

잣은 오래 조리면 냄새 나요

잣은 너무 오래 조리하면 지방이 산화되면서 절은 냄새가 나기 때문에 적게 가열하는 것이 좋다. 쌀로 죽을 쑬 때는 쌀만 미리 끓인 후 나중에 잣을 넣고, 밥으로 할 때는 한 번 끓으면 바로 불을 끈다. 잣이 들어간 죽은 먹기 전에 소금을 넣거나 단맛을 더해야 삭지 않는다.

홍삼청국장알밥

청국장은 단백질, 지방, 탄수화물이 가장 질 좋은 형태로 녹아 있으며, 각종 미네랄과 비타민의 함량도 매우 높은 식품이다. 여기에 홍삼을 더하여 조리하면 청국장의 영양은 물론 홍삼의 영양까지 배가되는 찰떡궁합, 금상첨화의 조합이 된다.

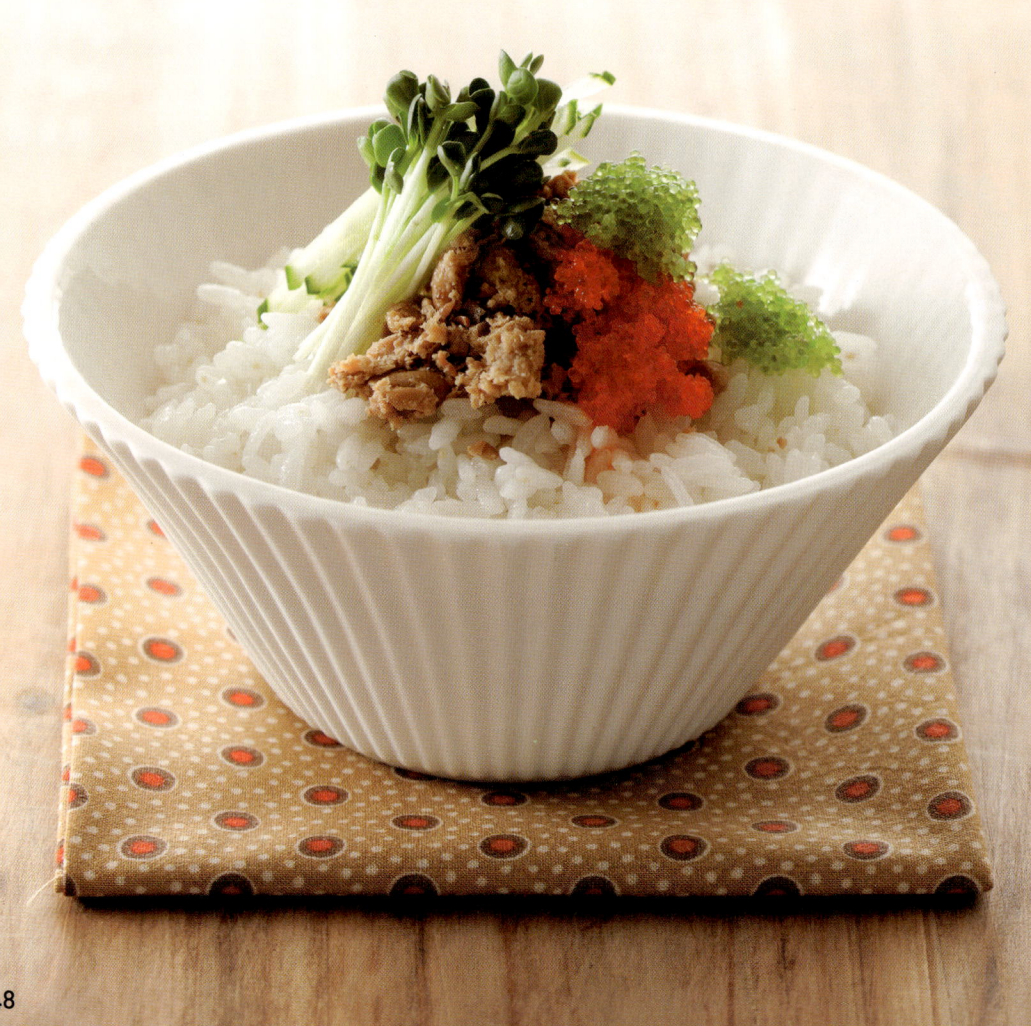

재료
밥	2공기
날치알(붉은색, 녹색, 검은색, 노란색)	1작은술씩
무순·메밀싹·채 썬 오이	적당량
참기름	약간

홍삼청국장
대두	500g
소금	10g
홍삼분	1큰술
볏짚	적당량

1 대두는 깨끗이 씻어 이물질을 골라내고, 3배 분량의 물에 10~18시간 정도 불린다.
2 1에 홍삼분을 넣은 후 그대로 콩을 푹 삶는다. 이때 압력솥을 이용하면 콩이 쉽게 무른다.
3 넓은 통이나 항아리에 볏짚을 깔고, 그 위에 베보자기를 덮어 푹 삶은 콩을 펼쳐 넣고 뚜껑을 덮는다.
4 전기장판이나 보온상자 등을 이용해 32도로 온도를 맞춘 후 3을 발효시킨다.
5 사흘쯤 지나 콩 표면에 흰 실이 생기면 완성된 것이므로 나무주걱으로 으깨면서 소금을 넣고 골고루 섞는다.
6 그릇에 밥을 담고, 색색의 날치알과 각종 채소를 얹고, 5의 홍삼청국장을 한 스푼 올린 후 참기름을 곁들인다.

일반 청국장에 홍삼분을 섞어도 좋아요

홍삼청국장을 만들기 어렵다면 일반 청국장에 홍삼분을 섞어도 된다. 청국장에 홍삼분를 넣으면 청국장 특유의 냄새를 잡아주므로 냄새 때문에 청국장을 못 먹는 사람에게도 권할 만하다.

홍삼굴버섯밥

'영양의 보고'로 알려진 굴은 간세포를 복원해주는 타우린 성분이 풍부하고, 피로를 회복시키는 효과가 있다. 굴은 겨울이 제철인데 이때 영양은 물론 맛과 풍미가 최고치에 달한다. 버섯 또한 단백질이 풍부해 간 기능 회복에 도움을 주어 굴과 함께 요리하면 식궁합이 잘 맞는다.

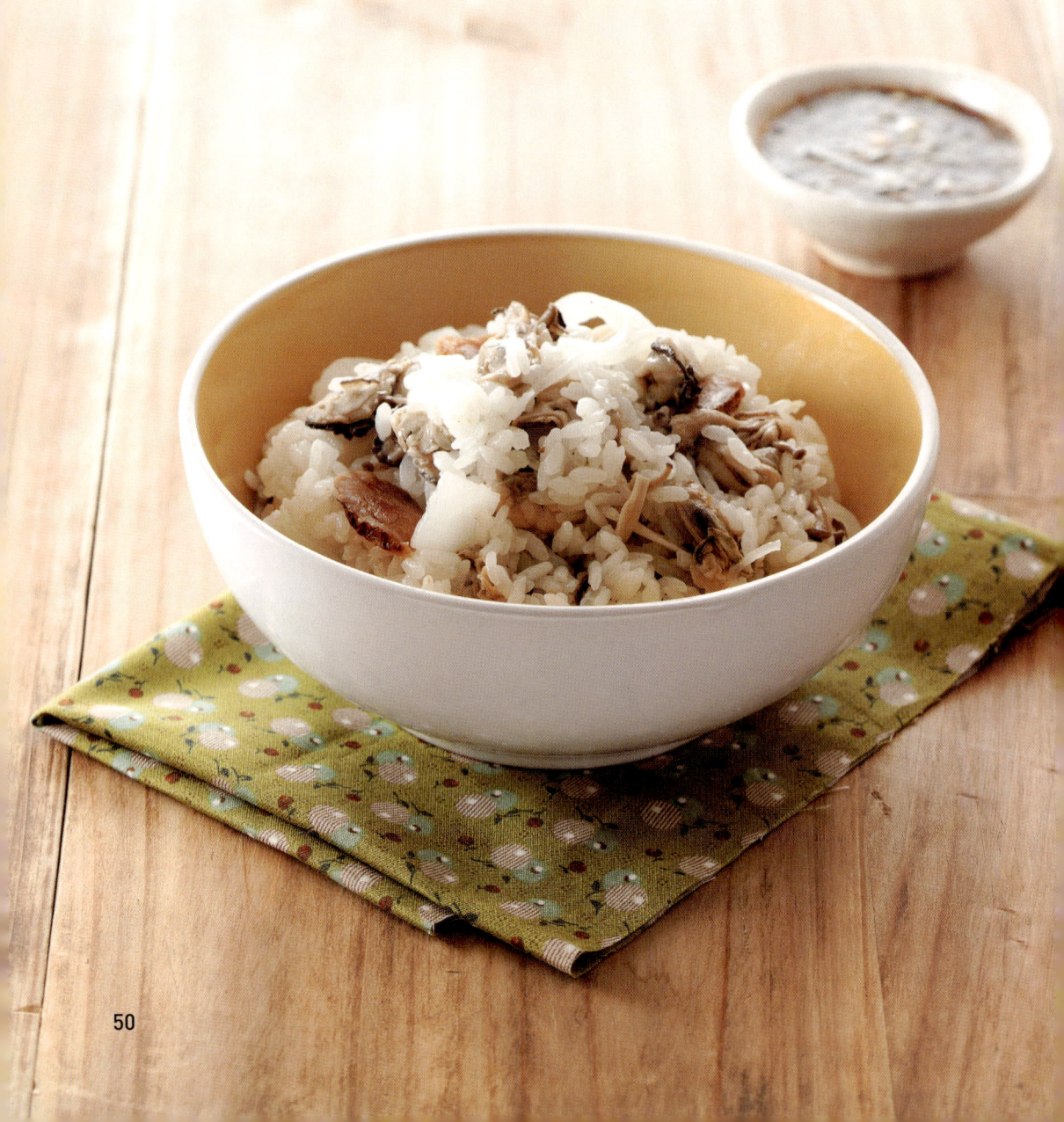

재료

홍삼절편	1봉지
불린 쌀	2컵
굴	1봉지
무	1/3개
양파	1/2개
표고버섯	3개
느타리버섯	한 줌
다시마	2장
소금	약간

양념장

쪽파	2대
간장	4큰술
고춧가루 · 청주	1큰술씩
참기름 · 깨소금	2큰술씩
설탕	1/2작은술

굴 밑간

참기름	1작은술
청주	2작은술

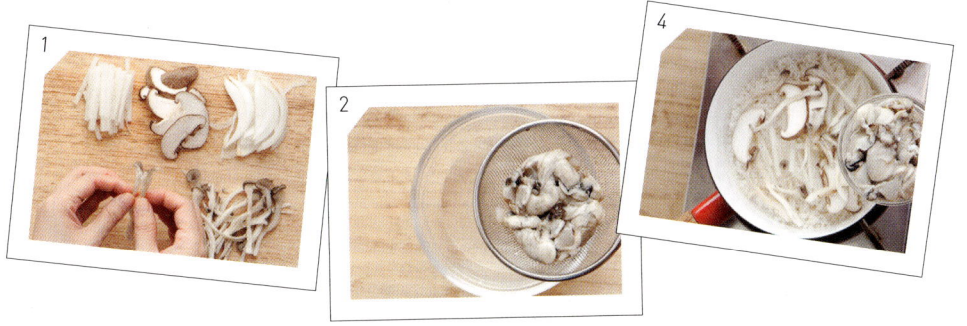

1. 무와 양파는 채 썬다. 표고버섯은 모양대로 썰고, 느타리버섯은 가닥가닥 찢어서 준비한다.
2. 굴은 소금물에 흔들어 씻고, 물기를 뺀 후 굴 밑간 재료로 간을 한다.
3. 다시마는 사방 5센티미터 정도로 자른다.
4. 불린 쌀과 버섯, 채소, 굴, 홍삼절편, 다시마를 섞은 후 평소보다 약간 적은 양의 밥물을 넣는다.
5. 4를 냄비에 넣고, 뚜껑을 덮은 후 센불에 올린다. 바글바글 끓으면 한 번 뒤적여주고, 뚜껑을 덮은 후 중불에서 약불로 서서히 줄인다.
6. 밥이 다 되면 불을 끄고, 뚜껑을 덮어 10분 정도 뜸을 들여 완성한다.
7. 양념장과 함께 낸다.

굴은 소금물에 씻으세요

굴은 겉에 껍질이 붙어 있을 수 있기 때문에 굵은 소금을 넣어서 씻어야 잘 제거된다. 소금으로 씻은 후 무즙에 한 번 더 씻으면 굴의 향이 그대로 남는다.

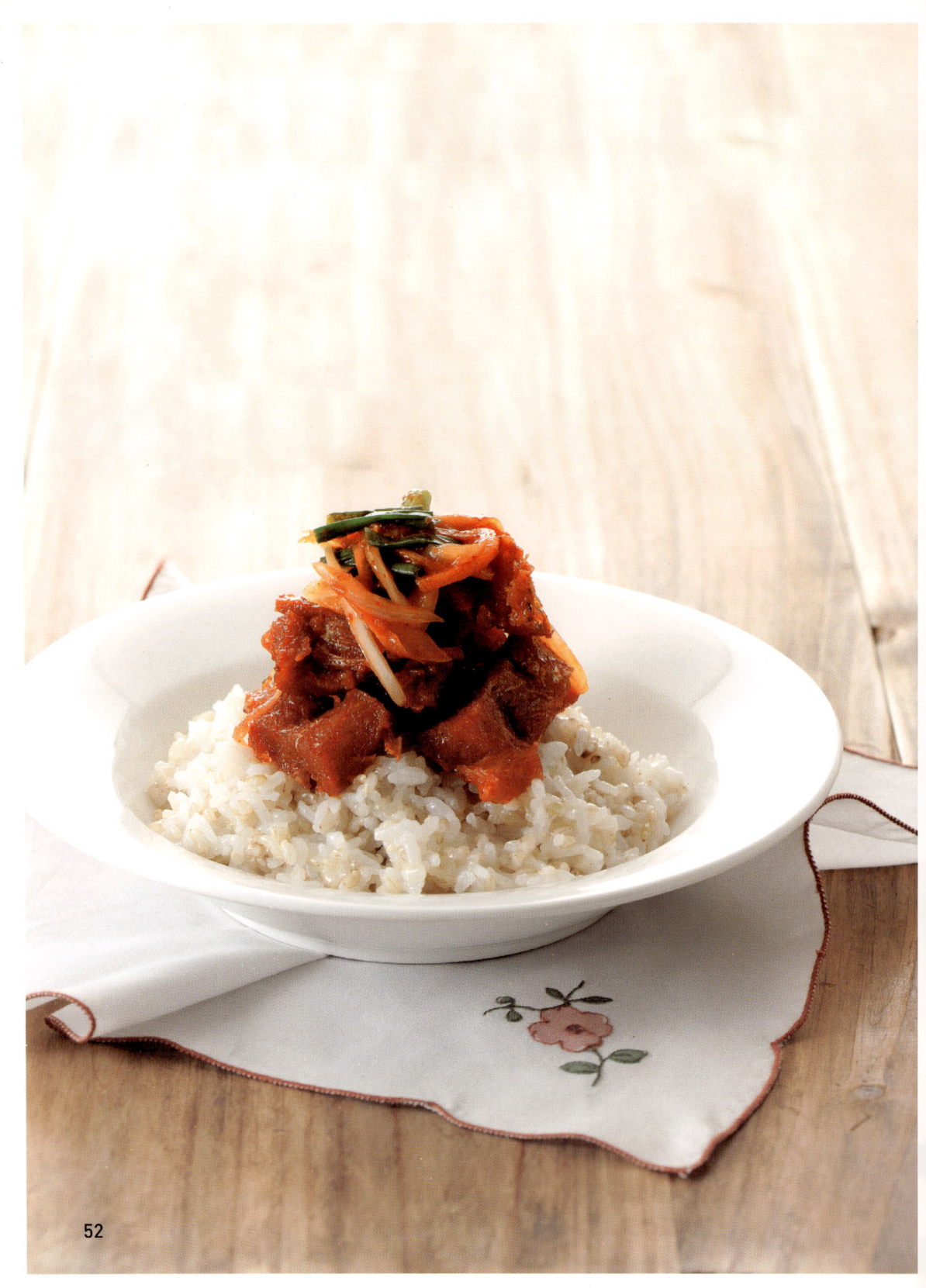

홍삼발아현미황태덮밥

현미를 발아시키면 면역강화물질이 생성돼 자연치유력이 증가한다. 황태 또한 몸에 축적된 독성을 제거하고 알레르기 체질을 개선하는 효과가 있다. 여기에 원기회복과 면역력 증진에 좋은 홍삼을 더하면 영양 만점의 식사가 된다.

재료
- 발아현미밥 2인분
- 황태포 1개
- 양파 1/2개
- 당근 1/8개
- 실파 4뿌리
- 다시마 4장
- 물 1컵
- 식용유 약간

황태 양념
- 홍삼 농축액 1/4작은술
- 고추장 3큰술
- 조미술·물엿 2큰술씩
- 고춧가루·참기름 1큰술씩
- 간장·참깨 1작은술씩
- 다진 마늘 1/2큰술
- 후추 약간

황태 밑간양념
- 홍삼분 1큰술
- 참기름 1큰술
- 간장 1작은술

1. 양파와 당근은 채 썰고, 실파는 3센티미터 길이로 썬다.
2. 물에 다시마를 넣고 불려 다시마 육수를 만든 후 황태 양념을 섞는다.
3. 황태포는 물에 잠깐 담갔다가 마른 행주로 눌러서 물기를 제거한 후 3센티미터 길이로 자른다.
4. 분량의 황태 밑간양념에 3의 황태포를 버무린다.
5. 기름을 두른 프라이팬에 4의 황태포를 넣고 굽다가 2의 양념을 넣은 후 앞뒤로 익힌다.
6. 익힌 황태를 건져내고, 프라이팬에 남은 양념과 채 썬 양파와 당근을 넣고 끓인 후 실파를 넣는다.
7. 밥을 그릇에 담고 황태와 6의 양념을 올려 담는다.

다시마는 너무 오래 우리면 쓴맛이 나요

다시마를 잘 우리려면 찬물에 30분 정도 담갔다가 불에 올려 거품이 나면 건지거나, 찬물에 다시마를 넣고 불에 올려 거품이 나면 그대로 식힌 다음 뺀다. 다시마를 너무 오래 끓이면 쓴맛이 날 수 있기 때문에 우린 후 건져낸다.

홍삼표고버섯주먹밥

표고버섯은 풍부한 향미로 식욕을 돋우어 체력을 증진시키고 감기를 예방하는 효과가 있다. 특히 표고버섯은 단백질이 풍부해 간 기능을 높여주기 때문에 간을 보호하는 홍삼과 함께 먹으면 영양 궁합이 잘 맞는다.

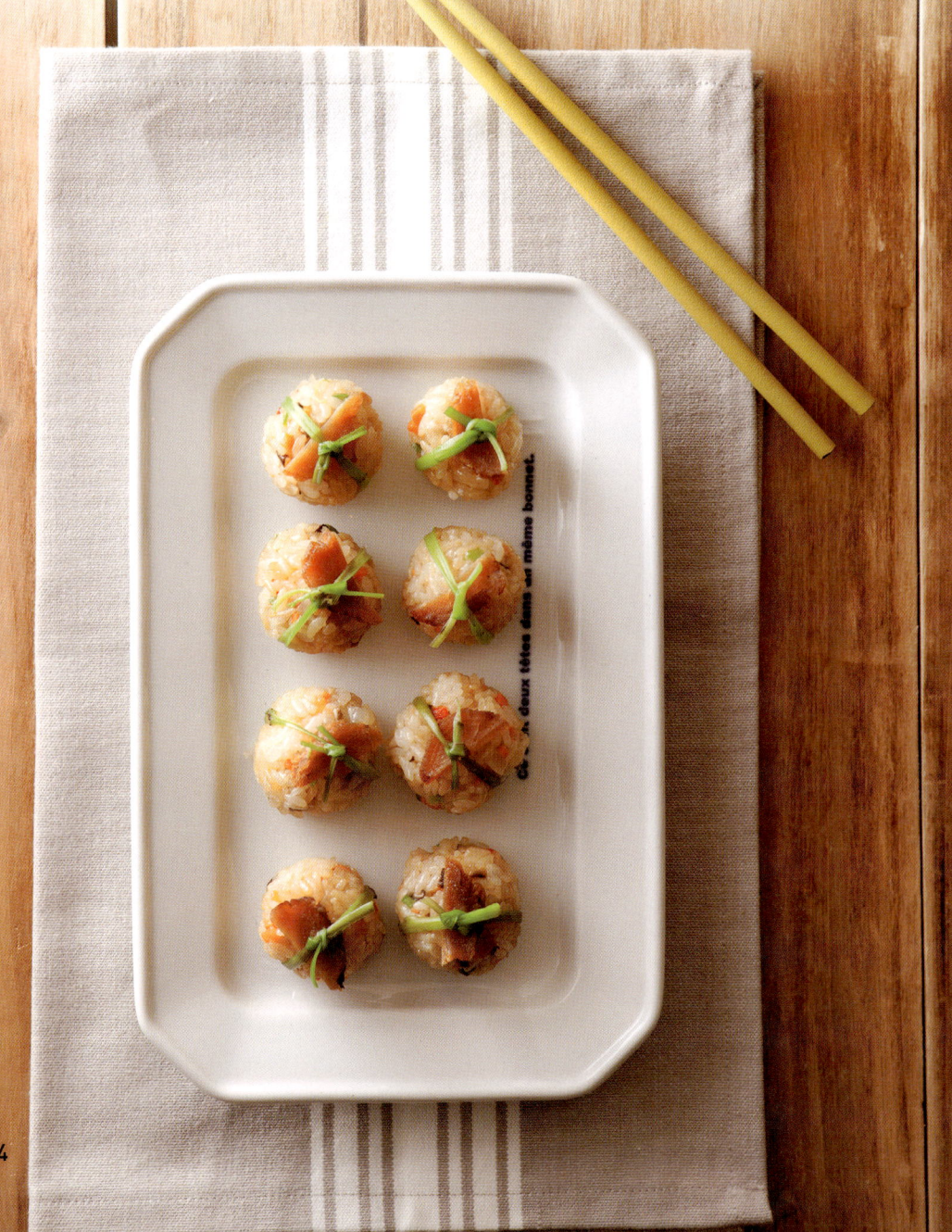

재료

홍삼절편	1/2봉지
밥	2공기
마른 표고버섯	2개
당근	1/4개
파프리카(청·홍)·양파	1/4개씩
미나리	10줄기

밥 양념

버터·참기름	1큰술씩
진간장	2큰술
설탕	1작은술
소금·후추	약간씩

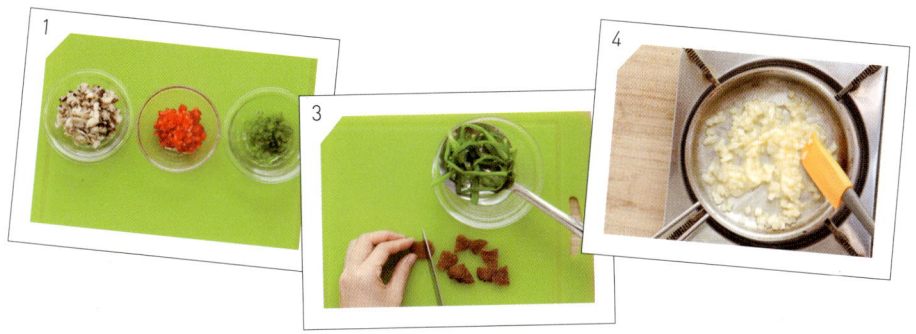

1 마른 표고버섯은 뜨거운 물에 불려 곱게 다지고, 파프리카도 작은 크기로 다진다.
2 당근은 껍질을 벗겨 0.3센티미터 크기로 다지고, 양파는 0.5센티미터 크기로 다진다.
3 홍삼절편은 반으로 자르고, 미나리는 데친다.
4 버터를 두른 프라이팬에 다진 양파를 넣어 볶는다. 양파가 투명해지면 소금과 후추를 넣어 간을 한 후 1의 채소를 넣고 볶는다.
5 4에 밥, 진간장, 설탕, 참기름을 넣고 5분 정도 볶는다.
6 5의 볶은 밥은 한입 크기로 뭉치고, 그 위에 홍삼절편을 올린 후 미나리로 묶어서 장식한다.

표고버섯은 건조여부에 따라 선택법이 달라요

마른 표고버섯을 고를 때는 갓이 많이 피지 않고, 모양이 선명하며, 부서지지 않은 것이 좋다. 반면, 생 표고버섯의 경우 갓이 80퍼센트쯤 피고 두툼한 것이 좋으며, 기둥은 굵고 짧아야 한다. 또한 겉에 물이 묻지 않으면서 향긋한 냄새가 나는 것이 좋다.

홍삼찰밥닭고기말이

홍삼은 체질에 상관없이 누구나 먹을 수 있고 면역력 증가와 피로회복에 도움을 주기 때문에 온가족 건강 요리로 매우 좋다. 홍삼찰밥에 닭고기를 돌돌 만 홍삼찰밥닭고기말이는 은은한 홍삼향이 풍미를 더해 먹을수록 맛있다.

재료

닭가슴살	1조각
홍삼 농축액	1작은술
찹쌀가루	4큰술
소금·후추·바질가루	약간

찰밥

찹쌀	3/4컵
흑미	1/4컵
대추	2개
수삼	1/2개
잣	1큰술
홍삼 농축액	1작은술
소금	약간

소스

머스타드소스	1큰술
발사믹소스	1/2큰술

1. 수삼은 겉껍질을 벗겨내고 잘게 다진다.
2. 대추는 씨를 제거한 후 돌려 깎고, 잣은 고깔을 제거한다.
3. 불린 찹쌀과 흑미에 1과 2의 재료를 넣고, 밥물에 홍삼 농축액과 소금을 넣어서 영양밥을 짓는다.
4. 닭가슴살은 깨끗하게 손질하고, 물기를 뺀 후 칼로 얇게 포를 떠서 준비한다.
5. 4의 닭가슴살에 홍삼 농축액을 바른 후 소금, 후추, 바질가루를 뿌려 재운다.
6. 김발에 5의 닭가슴살을 펴고, 찹쌀가루를 뿌린다. 그 위에 영양밥을 넣고, 김밥처럼 돌돌 말아 모양을 만든다.
7. 6을 쿠킹호일로 싸고, 이쑤시개로 구멍을 낸 후 170도로 예열된 오븐에 굽는다.
8. 오븐에서 꺼내 호일을 제거한 후 다시 200도로 예열된 오븐에 5분 정도 노릇하게 굽는다.
9. 한 입 크기로 썬 후 분량의 소스를 뿌려 완성한다. 기호에 따라 고명으로 수삼과 대추를 올려도 좋다.

닭가슴살은 일정한 두께로 포를 뜨세요

닭가슴살은 일정한 두께로 포를 떠야 잘 말아지고 썰었을 때 모양이 예쁘다. 미끄러워 잘 말아지지 않는다면, 찹쌀가루를 골고루 뿌린 후 말면, 고기에서 올라온 수분에 의해 잘 말리고 풀어지지 않는다.

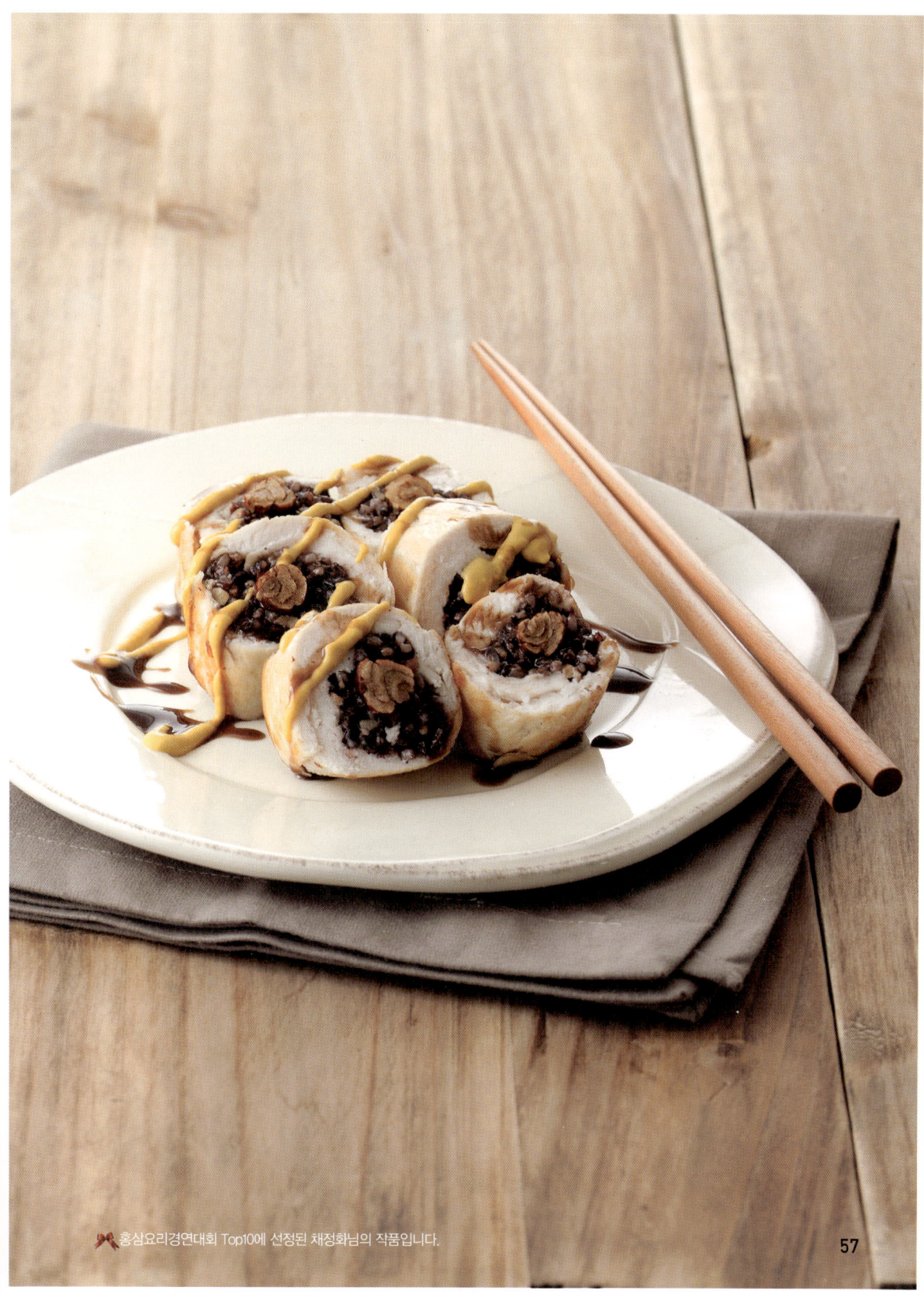

홍삼다시마캘리포니아롤

다시마에 함유된 풍부한 요오드 성분은 신진대사를 돕고 피로나 권태감을 감소시켜 몸을 가뿐하게 해준다. 또한 푸석푸석한 피부에 생기를 주고 체내 노폐물 제거에도 효과적이어서 여성에게 매우 좋다. 홍삼과 함께 롤로 만들어 먹으면 간편하게 영양을 섭취할 수 있다.

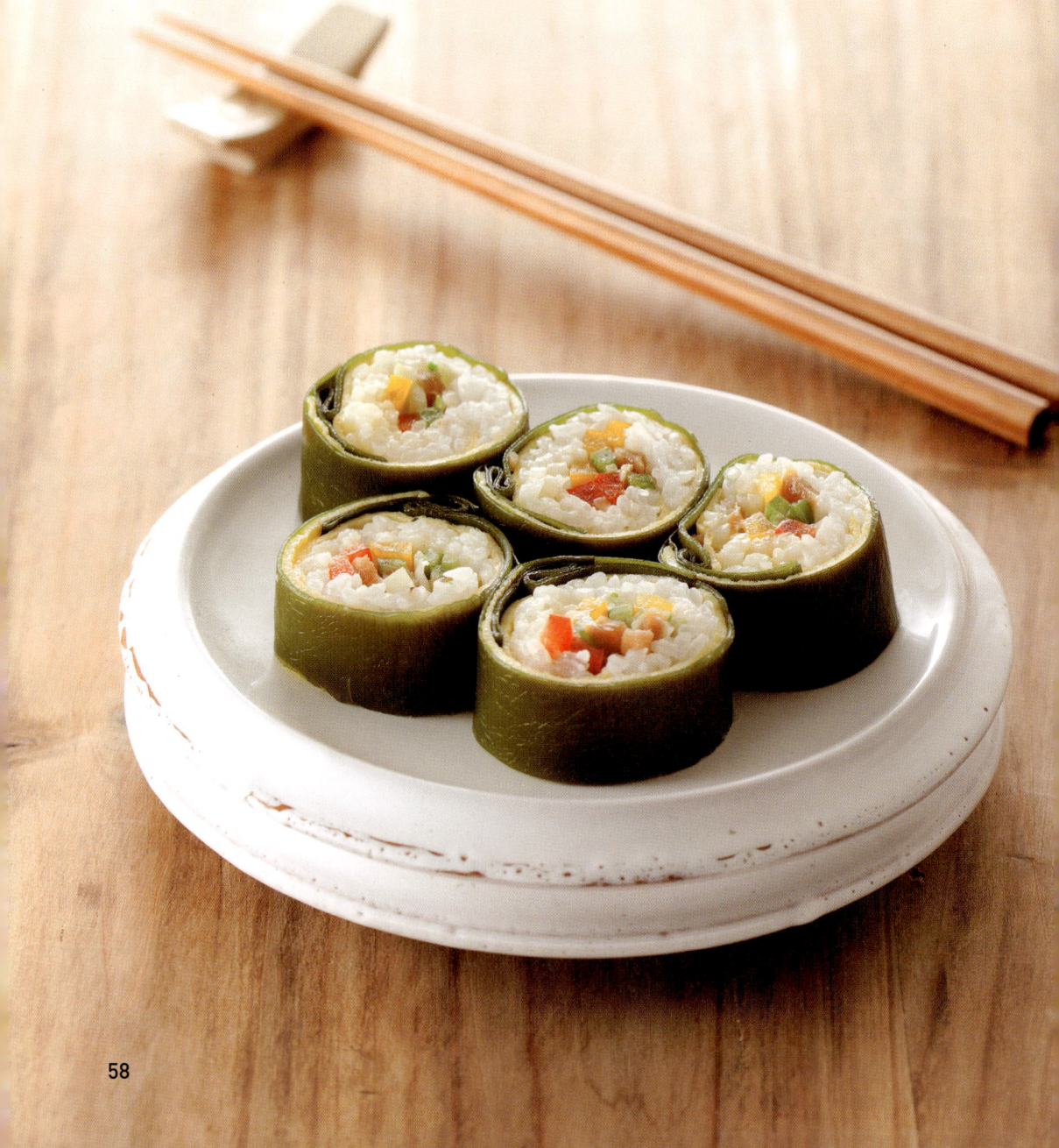

재료
홍삼절편	1/2봉지
밥	2공기
쌈다시마	50g
파프리카(청·홍·황)	1/2개씩
양파	1/4개
오이	1/2개
달걀	5개
소금	약간

밥 양념 재료
소금	1/2작은술
참기름	1큰술

소스
머스터드소스	2큰술
마요네즈·꿀	1큰술씩

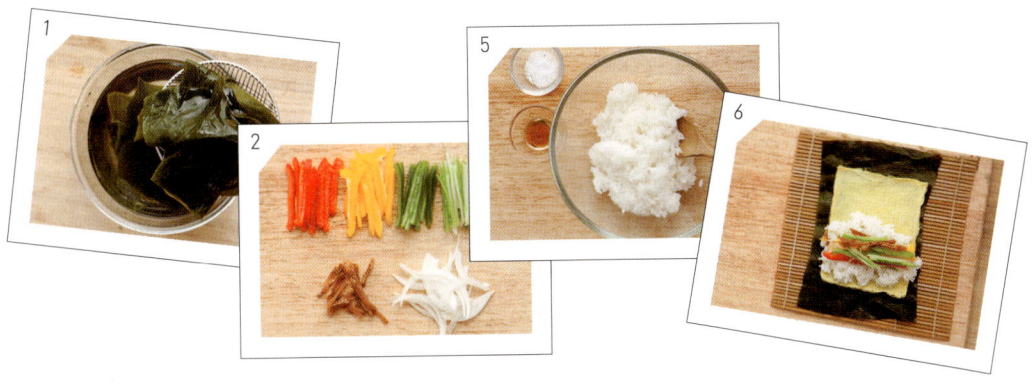

1 쌈다시마는 깨끗이 씻어 20분 정도 찬물에 담가 소금기를 빼고, 물기를 제거한 후 김 한 장 사이즈로 썬다.
2 파프리카, 양파, 오이를 5센티미터 길이로 얇게 채 썰고, 홍삼절편도 얇게 채 썬다.
3 달걀은 소금을 넣어 잘 풀고, 약불에서 다시마 크기로 얇게 부친다.
4 볼에 분량의 소스 재료를 넣고 잘 섞는다.
5 넓은 볼에 밥을 담고, 밥 양념 재료를 넣어 잘 섞는다.
6 김발에 다시마와 3의 달걀을 올리고, 밥을 다시마 크기의 2/3 정도만 얇게 펴서 올린다. 그 위에 4의 소스를 한 수저 뿌린 후 2의 채소와 홍삼절편을 올린다.
7 김발을 손으로 힘을 주며 잘 말아 한 입 크기로 썬다.

다시마는 물기 제거한 후 요리하세요

다시마로 밥을 말기 때문에 다시마의 물기를 완전히 제거하는 것이 중요하다. 그렇지 않으면 쉽게 벗겨진다. 자를 때도 이쑤시개나 꼬치 등으로 고정시켜 썰어야 미끄러지지 않고 모양이 예쁘다.

퓨전누룽지홍계탕

구수한 누룽지에 영양이 풍부한 전복, 호두, 대추 등과 황기, 오가피나무, 당귀, 헛개나무 등 한약재를 넣은 보양 음식이다. 전통의 맛을 살리되 퓨전 양념을 가미해 아이들도 거부감 없이 먹을 수 있다.

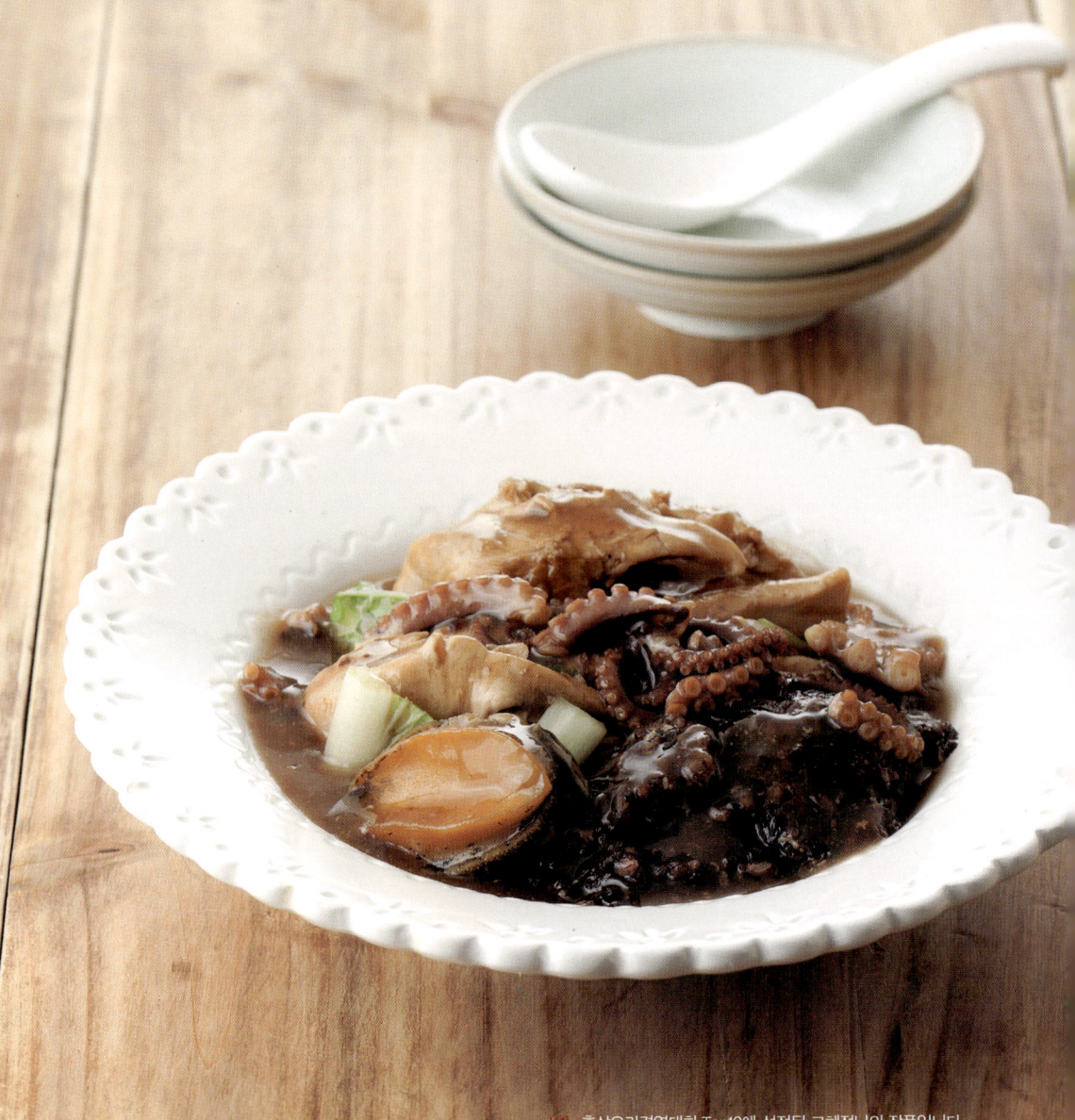

홍삼요리경연대회 Top10에 선정된 고혜정님의 작품입니다.

재료

재료	분량
닭(작은것)	1마리
대추	2개
감말랭이	2개
전복	2마리
마늘	2톨
호두	4알
낙지	2마리
배추	2잎
피망(청·홍)	1/4개씩
흑미	1큰술
찹쌀	1/2컵
홍삼 농축액	1작은술
굴소스	1큰술 반
조림간장	1작은술
물녹말(녹말가루 2큰술, 물 4컵)	
대파	1/4대
밀가루	3큰술

닭 육수

닭뼈	1마리분
오가피나무	1개(1g)
당귀	1g
엄나무	1조각
헛개나무	1조각

1. 대추는 돌려 깎아서 씨를 제거하고 2센티미터로 썬다. 감말랭이는 적당한 크기로 자르고, 호두는 따듯한 물에 담가 껍질을 벗긴다.
2. 마늘은 얇게 편 썰고, 대파와 배추는 2센티미터로 썬다. 피망은 먹기 좋은 크기로 자른다.
3. 전복은 껍질과 내장, 살을 분리한 후 살은 먹기 좋은 크기로 자른다.
4. 낙지는 내장을 제거하고, 씻어 헹군 후 먹기 좋은 크기로 자른다.
5. 닭가슴살은 가운데를 포 뜨고, 주머니를 만들어 홍삼 농축액에 재운 후 1의 재료를 넣는다.
6. 냄비에 물을 붓고, 닭가슴살을 제외한 부위와 닭 육수 재료를 넣은 후 40분 이상 중약불에 끓인다. 육수를 충분히 우렸으면 뼈와 약재는 건져낸다.
7. 6의 육수에 닭가슴살 주머니와 전복 껍질을 넣고, 닭가슴살이 다 익을 때 전복 내장을 넣는다.
8. 기름을 두른 프라이팬에 2의 마늘과 대파, 배추를 볶다가 조림간장과 굴소스를 넣고, 7의 육수와 물녹말을 넣는다.
9. 흑미와 찹쌀을 섞어 충분히 불린 후 밥을 짓고, 프라이팬에 얇게 펴고, 약불에 올려 누룽지를 만든다.
10. 그릇에 누룽지와 닭주머니를 넣고, 8의 육수를 붓는다.

낙지를 손질할 때, 밀가루를 사용하세요

낙지를 씻을 때 밀가루로 씻으면 비린 맛이 덜나고 깨끗해져서 끓였을 때 국물 맛도 좋아진다. 만약 소금으로 씻을 경우 낙지가 짜고 질겨지므로 찬물에 30분 정도 담갔다가 조리하는 것이 좋다.

홍삼치킨카레&난

카레의 주재료인 강황은 피로회복에 좋고, 입맛을 돋워 기력을 채워준다. 카레를 끓일 때 홍삼 분이나 홍삼 농축액을 넣으면 카레에 깊은 맛을 더하고 땀을 많이 흘려 쇠약해진 기운을 돋울 수 있다.

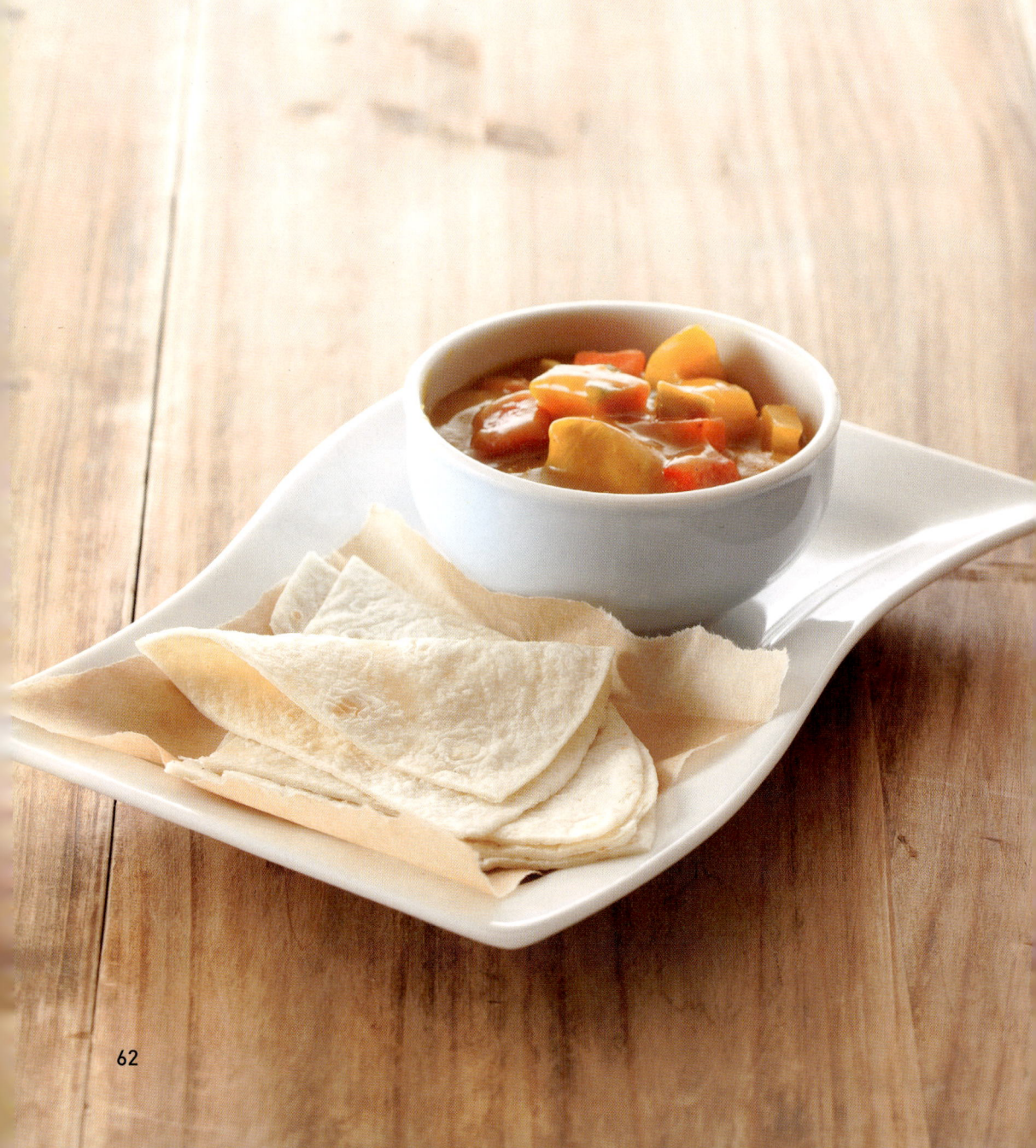

재료

홍삼절편	1/2봉지
닭가슴살	1조각
카레가루	60g
당근	1/2개
감자	1개
양파	1/2개
단호박	1/4개
파프리카(청·적·황·홍)	1/3개씩

닭가슴살 양념

우유	2컵
소금·후추	약간

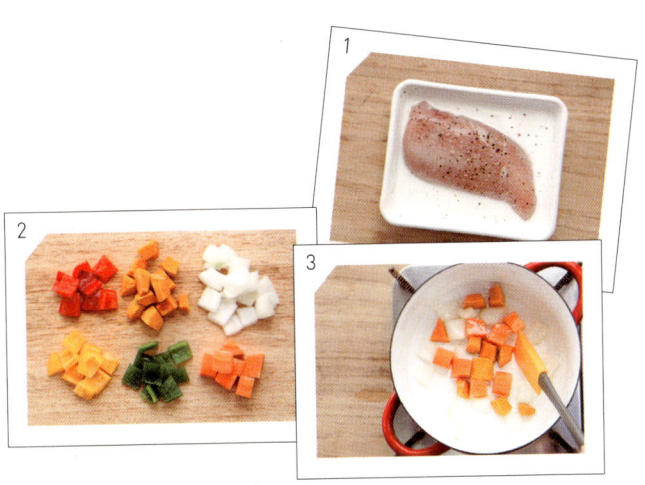

1 닭가슴살은 닭가슴살 양념을 넣어 재운다.
2 당근과 감자, 양파, 파프리카, 단호박은 사방 2센티미터 깍둑썰기로 썬다. 홍삼절편은 반으로 자른다.
3 달군 냄비에 기름을 두른 후 양파, 단호박, 감자, 당근, 파프리카, 홍삼절편을 각각 볶는다.
4 1의 닭가슴살을 사방 2센티미터로 잘라 3의 냄비에 넣고, 기름을 더 두른 후 볶는다.
5 냄비가 2/3정도 차도록 물을 붓고 끓인다.
6 카레가루를 물에 풀어 5에 넣고, 저어가면서 끓인다. 카레가 다 익었으면 파프리카를 넣는다.

닭가슴살은 우유에 재워요

닭가슴살을 우유에 재우면 살이 퍽퍽하지 않고 연해진다. 또한 특유의 누린 맛이 나지 않는다. 시판되는 카레에는 녹말가루가 들어 있어 그냥 넣으면 덩어리가 질 수 있기 때문에 물에 개서 넣는 것이 좋다. 카레물을 넣은 후 저으면서 끓여야 밑이 눌러 붓지 않는다.

홍삼빠에야

여러 가지 재료와 쌀을 볶아 만드는 빠에야는 우리나라의 해물솥밥과 비슷하다. 홍삼빠에야는 주변에서 쉽게 구할 수 있는 갖가지 재료와 쌀, 향신료에 홍삼분을 더해 깊고 풍성한 풍미가 일품이다.

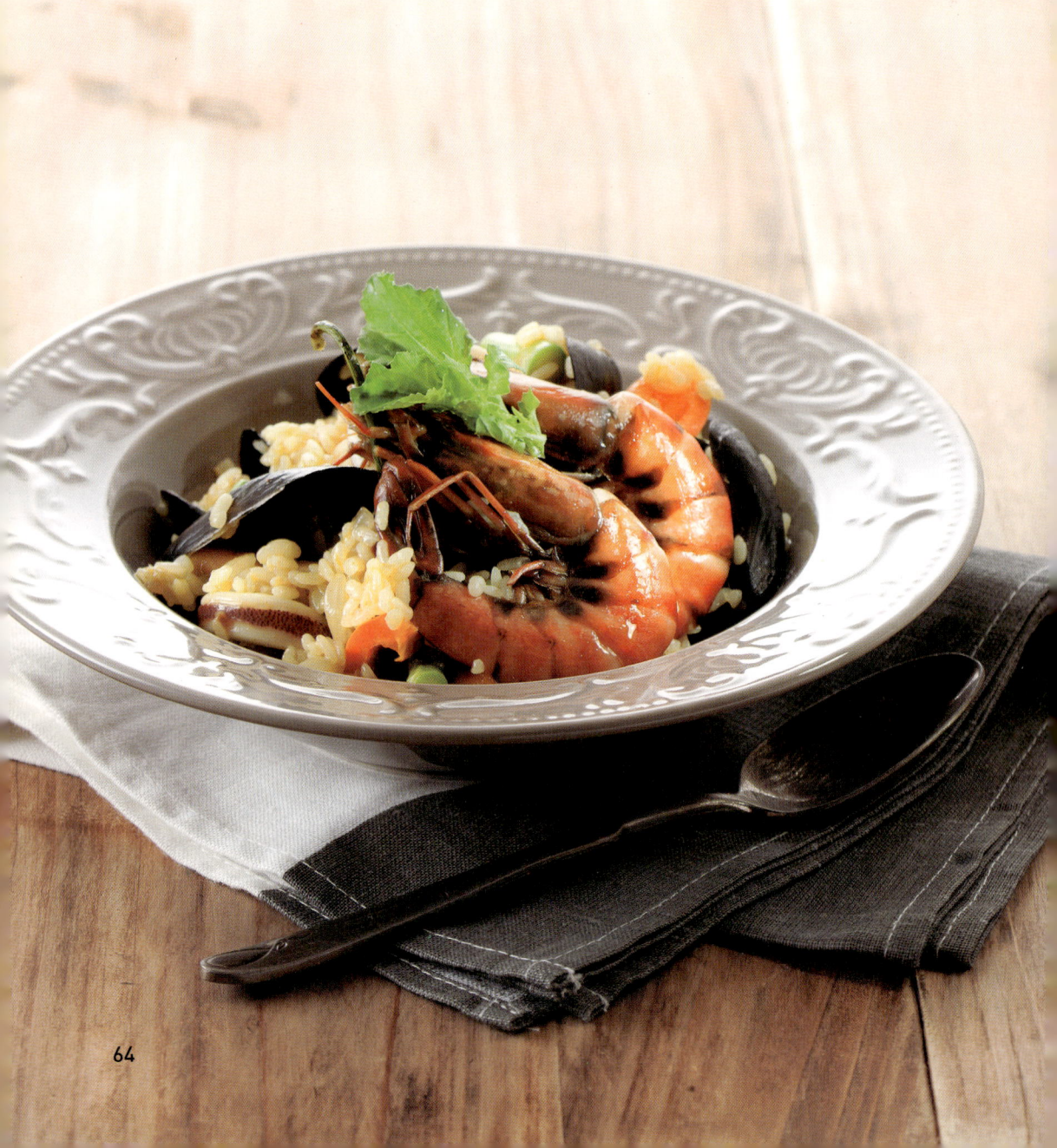

재료

홍삼분	1작은술
홍합	50g
오징어	1/2마리
대하	2마리
미니아스파라거스	3개
미니파프리카	3개
양파	1개
쌀	1컵
카레가루	3큰술
마른 고추	1개
다진 마늘	1/2큰술
버터	5g
물	2컵
소금·후추·루꼴라	약간

1. 쌀은 물에 씻어 체에 받친다.
2. 카레가루와 홍삼분을 물에 풀어둔다.
3. 오징어는 내장을 제거한 후 1센티미터 두께의 링 모양으로 썰고, 대하와 홍합은 깨끗하게 씻는다.
4. 미니아스파라거스, 미니파프리카는 반으로 썰고, 마른 고추는 씨를 털어 가위로 어슷하게 자르고, 양파는 사방 1센티미터 크기로 썬다.
5. 버터를 두른 프라이팬에 양파와 다진 마늘을 볶다가 소금, 후추로 간을 한 후 쌀을 넣고 충분히 볶는다.
6. 2의 카레홍삼물을 넣고 끓이다가 3의 해산물을 넣어 익힌다.
7. 쌀이 익도록 약불로 끓이고, 4의 채소를 넣고 한 번 더 익힌다.
8. 루꼴라를 얹어 완성한다.

쌀은 물기를 제거하고 충분히 볶아요

쌀을 불리면 쌀알이 너무 퍼져서 맛이 없기 때문에 씻어서 물기만 제거한 후 프라이팬에 충분히 볶아야 한다. 그래야 밥이 풍미가 있고 쫄깃해진다. 빠에야를 완성한 후 루꼴라를 넣으면 빛깔이 예뻐지고 담백한 맛이 난다.

자생식물이 가르쳐준
'스스로 그러한 삶'

LOHAS People
자생식물박사 원성철

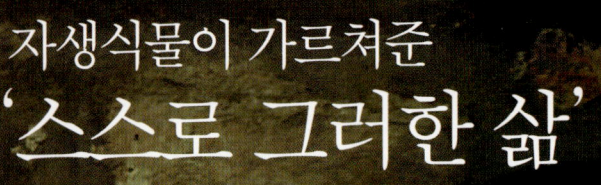

12년간 산에 올라 자생식물을 채집하고 10여 년간 한국자생식물연구원장을 지냈으며 국내 유수의 꽃 박람회를 이끈 전문가 원성철 박사. 그가 가평의 너른 땅 위에서 꿈꾸는 '자생식물정원'은 이제껏 달려온 자생식물과의 40년 인연이 만개할 소박한 보금자리다.

폭염과 폭우로 우거진 수풀을 헤치고 한참을 달려서
도착한 곳, 가평군 설악면 미사리.

마주 오는 차가 지날 때까지 기다려야 움직일 수 있는 좁은 길 끝에 한옥 펜션인 '팜카티지'가 있었다. 한국자생식물연구원장을 역임한 원성철 박사가 4년여 동안 준비해온 '자생식물정원'도 함께였다.

"돈은 없지만 땅이 있는 팜카티지 주인장과 땅은 없지만 식물과 대화할 수 있는 제가 만나 시작한 게 자생식물정원이에요. 이곳에선 그게 무어든 인위적으로 만들지 않는 게 원칙입니다. 나무를 베거나 땅을 파헤치는 일도 하지 않으려고 노력하죠. 다만 사람이 다닐 길만 조금씩 정리해둘 뿐이에요. '자생'이라는 의미를 되씹는 곳입니다."

수입 식물에 의존하는 우리나라의 현실이 안타까워 우리나라 자생식물을 홀로 연구하고 발아, 번식시키려 백방으로 뛰어다니던 원성철 박사. 그의 자생식물정원이 팜카티지에 안착한 건 너무도 당연한 귀결이었다.

옛 물건 수집이 취미인 펜션 주인장이 철거 위기에 놓인 전통 한옥을 가평으로 옮겨놓아 만든 게 팜카티지 아니던가. 더 편안하고 더 화려하며 더 매끈

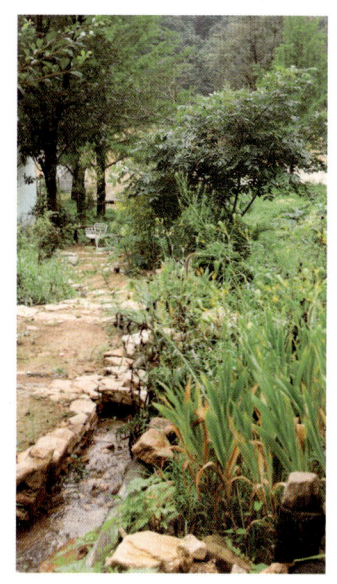

한 것에 밀려 제자리를 잃은 우리 것이 원 박사와 팜카티지 주인장의 공통 관심사였던 셈. 그 두 사람을 통로 삼아, 있는 그대로일 때 더욱 아름다운 우리 것은 서로를 알아보고 곁을 내주었다. 느슨한 공동체로 묶여서는 더불어 터전을 닦았다.

자연의 선물, 노출형 수로

꽃과 풀이 아름다운 이유를 연약하기 때문이라고 이야기하는 원성철 박사는 개발보다는 보존을 우위에 둔다. 그것은 가평 팜카티지에 자생식물정원을 꾸리면서 품은 제1의 원칙이었다. 야생식물 군락과 자연을 즐기도록 3킬로미터 동선을 확보하면서도 보존을 잊지 않았다. 우리나라 최초의 6단계 노출형 수로는 그 기반 위에 탄생한 의외의 결과물. '스스로 그러하다'는 뜻을 지닌 '자연'을 온전히 실천하려는 원 박사의 의지가 고스란히 드러난 부분이었다.

"야생을 보존하는 것과 더불어 서울 시민의 식수원인 청평댐을 오염시키지 않는 방법을 여러 방면으로 궁리하다가 기존의 지형을 재구성해서 계단식 노출형 수로를 만들었어요. 외국에서는 일반 주택에서도 활용하고 있다는데 우리는 아직 시도하지 않고 있는 친환경 수질 정화 방식입니다. 매몰식과 달리 자연의 햇볕과 식물만으로도 물이 깨끗해지지요."

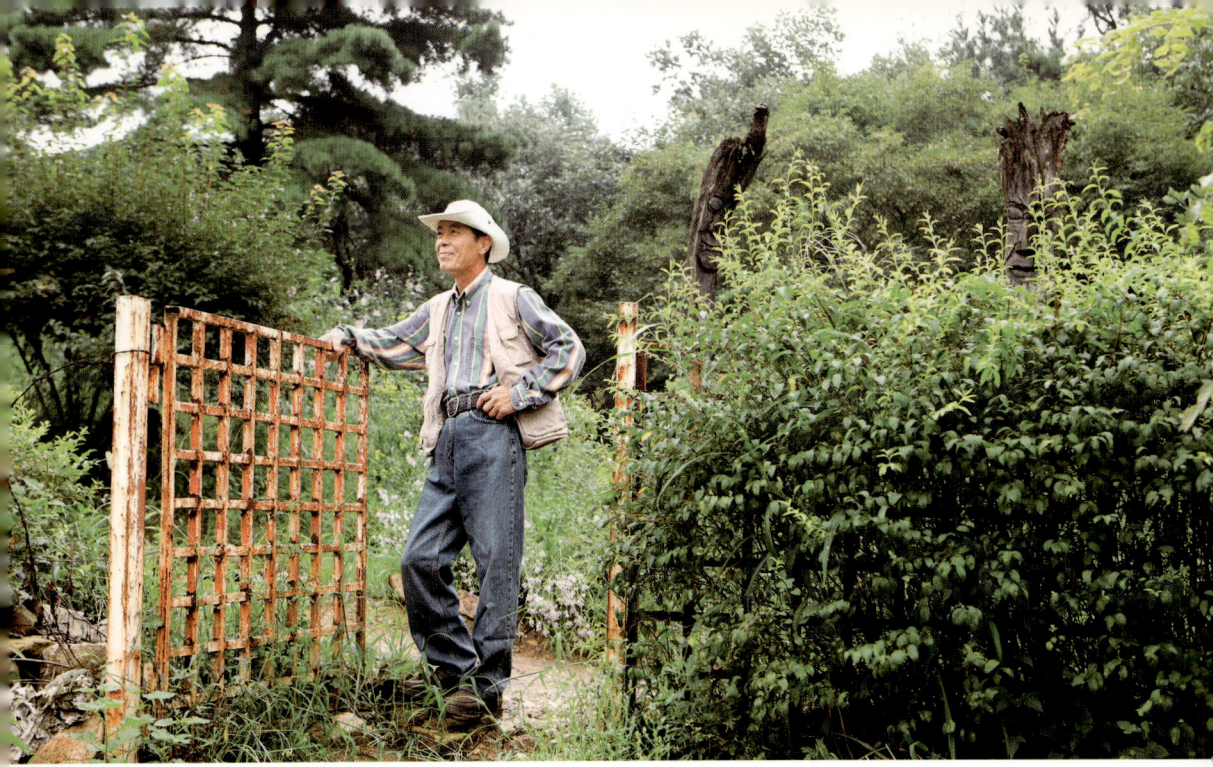

자생식물정원 자체가 수로 개념이라고 원 박사는 덧붙였다. 팜카티지의 모든 오폐수는 자생식물의 몫이었다. 별다른 작업이 필요하지는 않았다. 그저 가만히 놔둘 뿐, 살균과 살충을 위해 인위적으로 관리하지 않아도 괜찮았다. 오로지 해와 식물이면 족했다. 연잎과 수초와 창포가 어우러진 풍광으로 운치까지 더해졌다. 사실 동력마저도 자연에서 얻고 싶은 원 박사였다. 전체를 통제하기에는 벅찼기에 그가 기거하는 작업실의 동력만 수압으로 해결했다. 그가 꿈꾸는 자생식물정원 66만 1,157제곱미터(20만 평)는 포장과 덧댐 없는 공간이었다.

"이렇게 하나둘 자연과 더불어 지내면서 또 한 가지 계획이 생겼어요. 우리나라 자생식물로 유기농을 실현하는 것이죠. 연구해보니 두루미천남성, 애기풍풀, 할미꽃 등의 야생화로 가능하겠더라고요. 풀 전체를 가루로 만들어서 작물에 사용하면 정말 대단하겠죠? 생각만으로도 설렙니다."

집 안에서 키울 수 있는 자생식물

두루미천남성 _ 여러해살이풀. 개화 시기는 5~6월이고 긴 타원형의 붉은 열매를 맺는다. 관상 가치는 물론 약용, 유기농 살균, 살충제로 이용할 수 있다.
창포 _ 여러해살이풀. 개화 시기는 5~6월이고 연못이나 습지에서 자란다. 한껏 자라야 50~60센티미터인 창포는 베란다 한쪽에 심어두면 멋스러운 분위기를 연출할 수 있다.
넉줄고사리 _ 여러해살이풀. 바위나 나무껍질에 붙어서 자란다. 반그늘에서도 잘 자라 실내 공기 정화제로 좋다. 화장실이나 식탁 위에 두면 유용하다.

자생식물 보존이 환경보호의 첫걸음

현재 270여 종의 자생식물 씨앗을 보유하고 있는 원성철 박사. 그가 누구도 알아주지 않는 자생식물에 관심을 두기 시작한 것은 아주 어렸을 때부터였다. 산이 좋고 잡초가 좋았다. 잡기(雜技)도 모르고 식물만 보러 다녔다.

"평생 이거 아닌 다른 걸 생각해본 적이 없어요. 하루 24시간 1년 365일 내내 자생식물만 보고 다녔지요. 궁금한 것 찾아서 읽고 이해하고 또 산에 가서 확인하는 작업, 그게 내 인생의 유일한 놀이이자 공부였어요. 신기하게도 나는 신문이건 잡지건 책이건 간에 식물의 '식' 자만 들어가도 그렇게 재밌더라고요."

자생식물과의 인연이 그렇게 40년이 흘렀다. 카메라 한 대 장만해서 본격적으로 야생화를 연구하느라 12년은 산에서 지냈다. 종자 채취하고 토양을 채집하고 생태와 환경을 기록하는 작업이 그의 청춘과 맞물렸다. 고양과 벽제에 문을 연 자생식물농장은 그 시간을 정리하기 위해서였다. 이후 한국자생식물연구원 원장을 지내고, 8년간 고양시 세계 꽃 박람회에 자생식물을 출품하는 등 사회활동을 활발히 한 것 역시 마찬가지였다. 그를 움직이게 하는 것은 오로지 자생식물뿐이었다.

"옹기를 굽기 시작한 것도 자생식물에 맞는 그릇을 만들기 위해서였어요. 우리나라의 천편일률적인 화분은 식물을 위한 게 아니거든요. 땅을 닮은 화분을 만들기 위해 숱하게 시행착오를 겪었고 결국 나만의 옹기를 완성하게 되었죠."

자생식물과 40년을 동고동락하면서 그는 자연을 거스르지 않는 법을 깨달았다. 수행이나 다름없는 시간이었다. 그간 가장 안타까웠던 건 절개지에 이름 모를 외국 식물을 뿌리는 무지한 행정이었다. 보기 흉한 황무지를 단박에 없애겠다는 졸속 행정이 부른 부작용이었다.

"외국 식물은 발아가 빠릅니다. 생명력도 엄청나서 지리산 꼭대기에서도 채집할 수 있으니 말 다했죠. 아무 식물이나 잘 자라면 좋은 게 아니냐고 하지만 그 때문에 우리 고유의 식물이 설 자리가 없어요. 생태계가 교란되는 건 두말할 필요도 없고요."

환경을 지키려면 먼저 우리 토양에 맞는 식물을 보존해야 한다는 게 원 박사의 지론이다. 그래야 우리 땅이 살고 우리 물이 살며 그곳에 발 딛고 선 우리도 살 수 있다. 내년 봄이면 완성될 자생식물정원은 그런 맥락에서 중요하다. 원성철 박사는 그곳에서 펼쳐지는 체험학습과 전시를 통해 누구나 우리나라 자생식물을 구별할 수 있는 안목이 생기기를 희망했다. 그의 소망이 파종된 팜카티지는 머지않아 한국자생식물의 본거지로 거듭날 것이다.

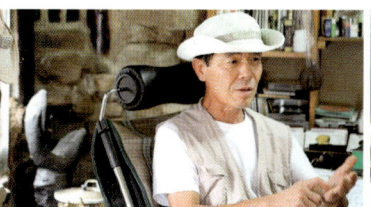
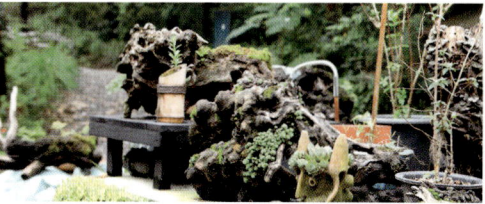
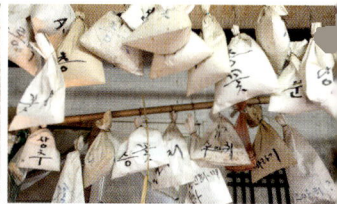

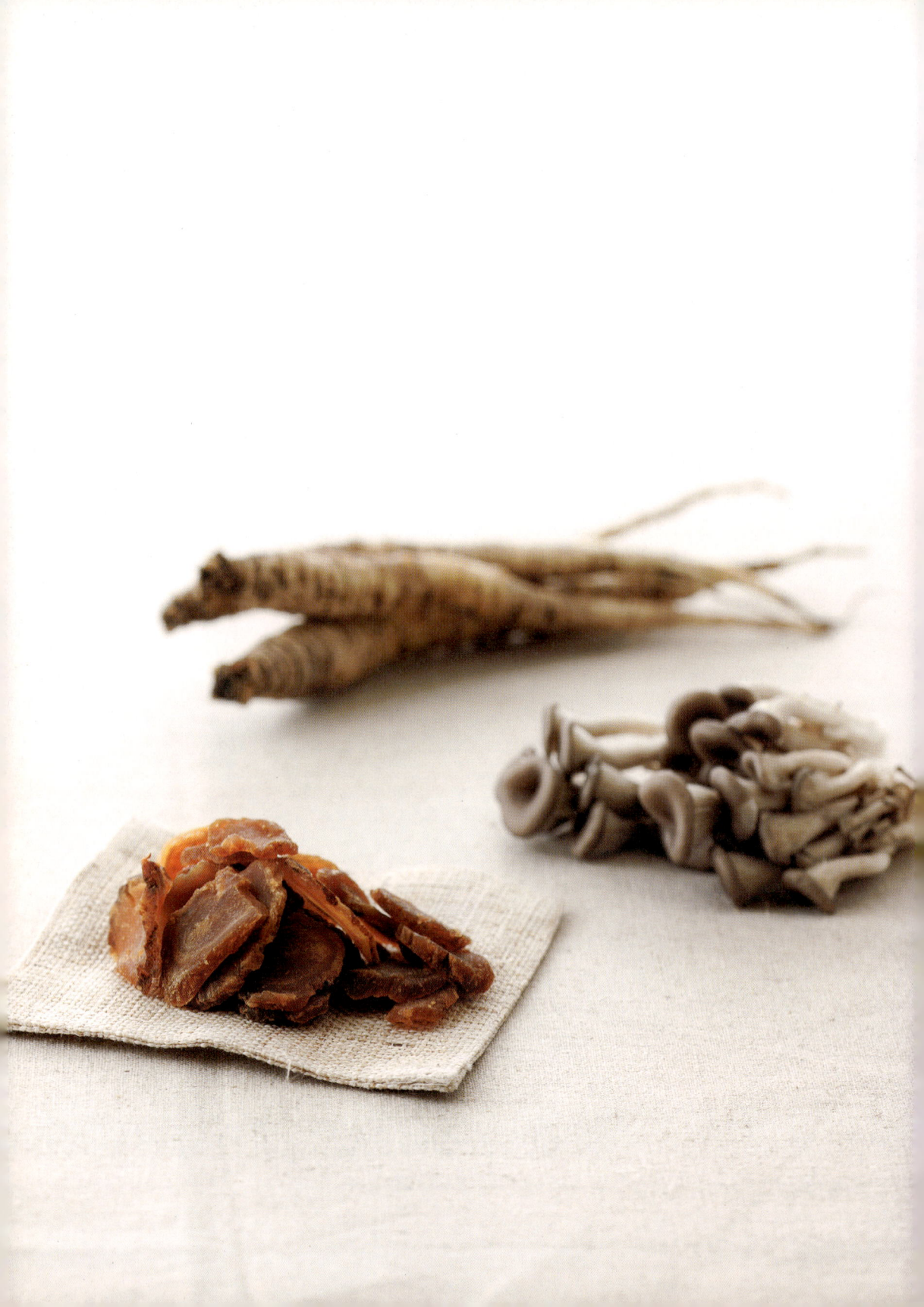

CHAPTER 04

건강에도 좋고 맛도 좋은
홍삼 별미요리

홍삼은 요리할 때도 쓸모가 많아 쌀을 주재료로 한 요리는 물론 면 요리, 고기 요리 등에
두루 사용할 수 있다. 특별한 날, 건강에 좋고 맛도 좋은 요리를 준비하고 싶다면
홍삼을 이용한 별미 요리에 도전해 보자.
서양식 요리에서도 홍삼의 풍미는 빛을 발할 것이다.

홍삼낙지전복삼계탕

낙지는 타우린이 풍부해서 기력회복에 좋으며, 전복도 단백질이 무기질, 비타민이 풍부해 노약자나 아이들에게 좋은 식품이다. 또한 낙지와 전복 껍질은 국물맛을 시원하게 해 주기 때문에 닭의 느끼함을 잡아주고 홍삼의 쌉쌀한 맛도 돋워준다.

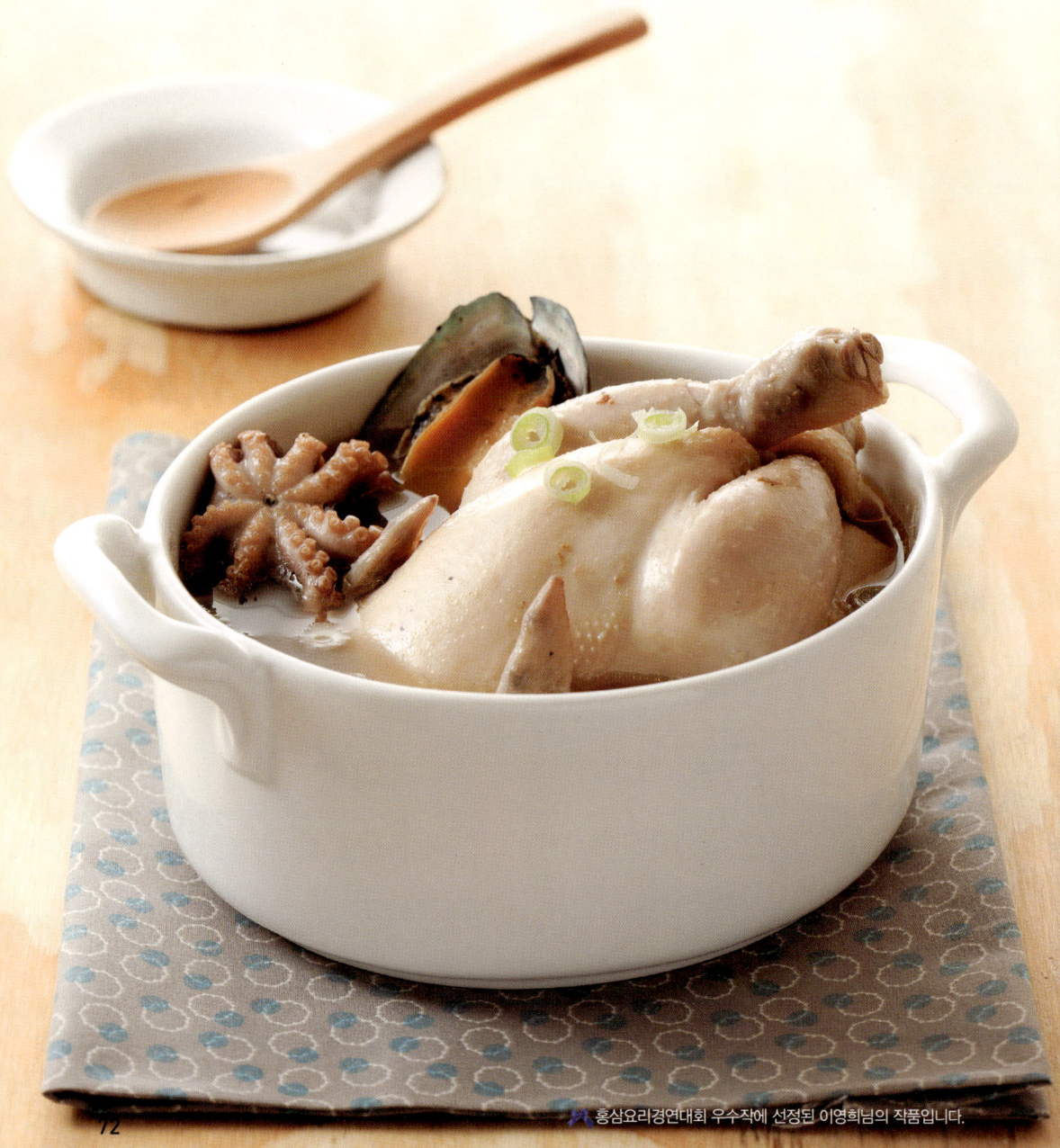

홍삼요리경연대회 우수작에 선정된 이영희님의 작품입니다.

재료

닭(삼계탕용)	2마리
낙지	2마리
전복	2개
대추	4개
은행	8개
통마늘	4개
대파	1/4개
홍삼	2개
불린 찹쌀	1/2컵
홍삼 농축액	1큰술
물	7컵
밀가루	3큰술

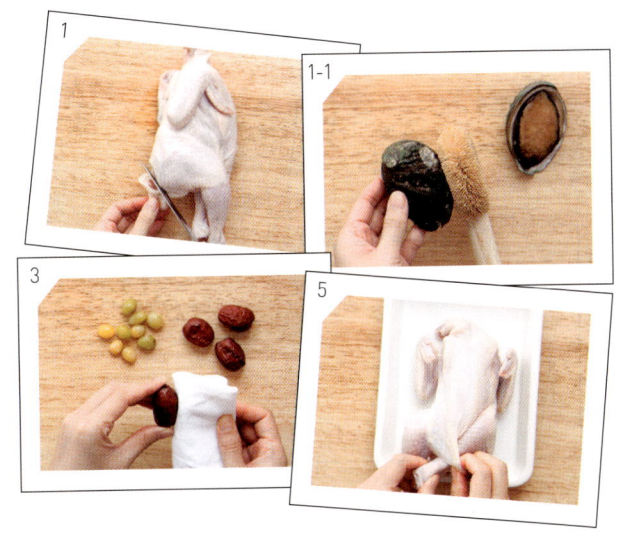

1. 닭은 깨끗이 씻고, 전복은 솔로 잘 씻는다.
2. 낙지는 내장을 제거하고, 밀가루로 바락바락 주물러 씻은 후 물에 헹군다.
3. 대추는 마른 천으로 닦고, 은행은 볶아서 껍질을 제거한다.
4. 불린 찹쌀은 물기를 제거한 후 홍삼 농축액 1/2큰술과 같이 잘 섞는다.
5. 닭 속에 3과 4의 재료와 마늘을 넣은 후 닭다리를 묶어준다.
6. 닭은 끓는 물을 부어서 표면의 불순물을 제거한다.
7. 냄비에 물을 붓고, 끓으면 홍삼과 남은 홍삼 농축액을 넣은 후 6의 닭을 넣고 끓인다.
8. 닭이 거의 다 익으면 전복, 낙지를 넣고 끓인다.
9. 닭과 전복, 낙지를 보기 좋게 그릇에 담고, 대파는 송송 썰어 올린다.

뜨거운 물을 부어 닭의 불순물 제거하세요

닭의 겉껍질을 뜨거운 물로 데치는 것을 조리 용어로 '튀한다'라고 한다. 이렇게 튀하는 과정을 거치면 껍질에 있는 불순물이 제거되고, 단백질이 응고하기 때문에 특유의 닭 냄새를 잡아줄 뿐만 아니라 국물맛이 시원해진다.

홍삼소스오골계스테이크

오골계는 우리나라를 대표하는 보양식 재료다. 오골계는 몸속의 헤모글로빈과 적혈구 수를 증가시켜 빈혈을 예방하고, 피를 맑게 한다. 또한 신장의 기능을 돕고, 몸이 허할 때 기력을 증진시킨다.

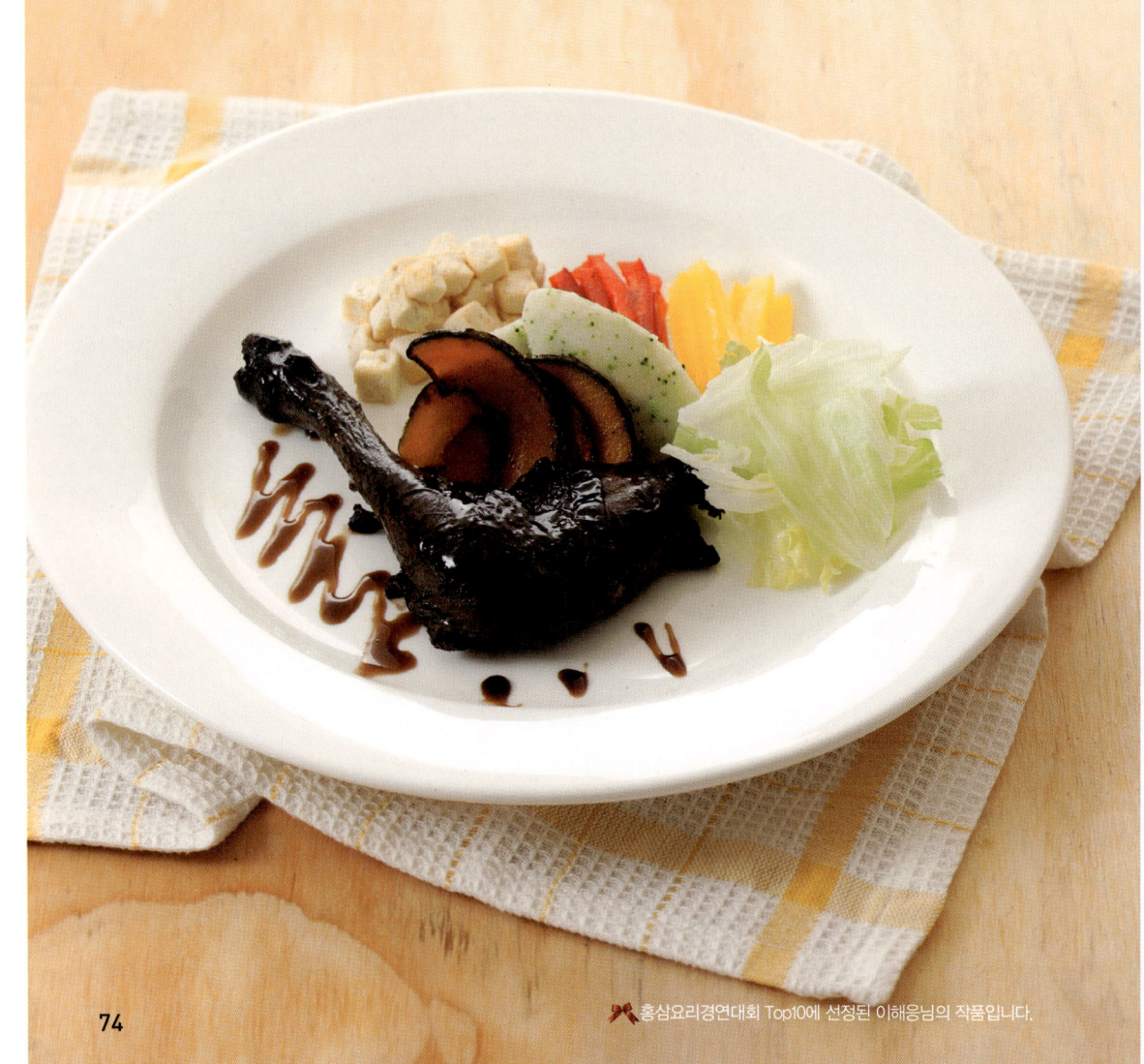

홍삼요리경연대회 Top10에 선정된 이해응님의 작품입니다.

재료

오골계다리	2조각	
브로콜리	1/5송이	
감자	1개	
양상추	2잎	
파프리카(적·황)	1/4개씩	
두부	1/5모	
단호박	4조각	

오골계다리 밑간

- 올리브오일 ········· 2큰술
- 로즈마리 ············ 2잎
- 소금·후추 ·········· 약간씩

홍삼소스

- 홍삼 농축액 ········ 1/2큰술
- 꿀 ···················· 2큰술
- 발사믹드레싱 ······· 1큰술
- 올리브오일 ·········· 1큰술

---

1. 브로콜리는 데친 후 곱게 다지고, 감자는 삶아서 체에 내린다.
2. 브로콜리와 감자를 섞은 후 숟가락으로 타원 모양을 만든다.
3. 파프리카는 가늘게 채 썰고, 양상추는 먹기 좋은 크기로 뜯어 물에 담가둔다.
4. 두부는 사방 1센티미터 크기로 자른 후 프라이팬에 노릇노릇하게 굽는다.
5. 오골계다리는 밑간에 재운다.
6. 단호박을 얇게 썬 후 그릴에 굽는다.
7. 그릴에 5의 오골계다리를 올린 후 약불에서 25분간 익힌다.
8. 프라이팬에 분량의 홍삼소스 재료를 넣어 조린다.
9. 접시에 오골계다리와 두부, 파프리카, 양상추를 담고, 2의 재료와 구운 단호박을 얹은 후 8의 소스를 얹는다.

데친 브로콜리는 바로 찬물에 식히세요

브로콜리를 데칠 때는 소금을 약간 넣어야 색도 선명하고 맛도 살아난다. 또한 찬물에 바로 식히면 더 아삭해진다. 홍삼소스는 약간 걸쭉하게 만들어야 소스가 흐르지 않는다.

홍삼크림소스안심스테이크

비타민 B₁이 풍부한 돼지고기는 몸이 나른하고 기운이 떨어질 때 먹으면 기력 회복에 도움이 된다. 특히, 돼지고기의 불포화지방산은 황사로 쌓인 몸속 노폐물을 배출시켜 주기 때문에 봄철 건강관리에 도움이 된다.

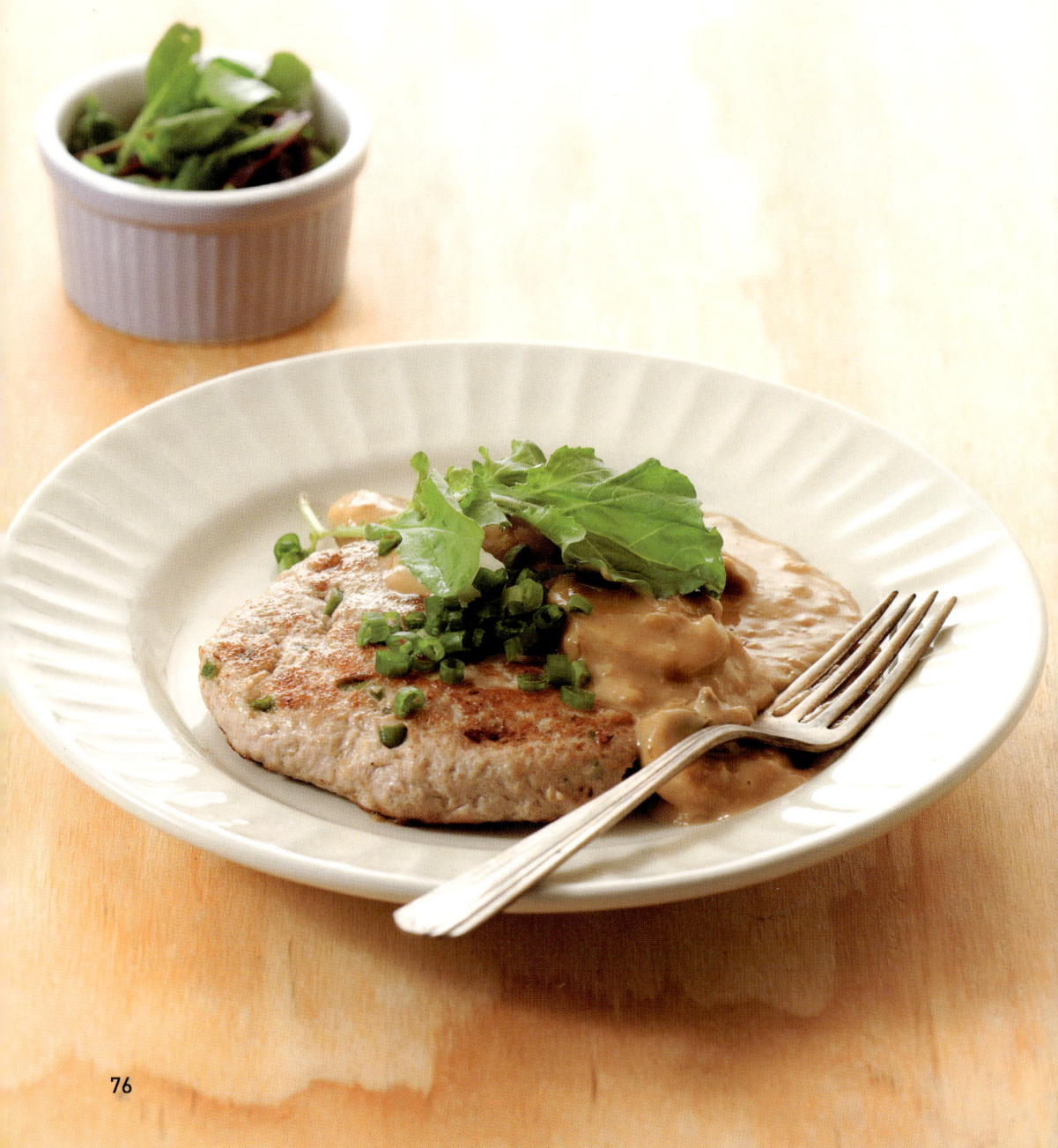

재료
돼지고기(안심 다진 것) ·········· 300g
느타리버섯 · 양송이버섯 ········· 3개씩
통마늘 ····························· 3톨
양파 ······························ 1/3개
실파 ······························ 3줄기
루꼴라 ····························· 3장
올리브오일 · 소금 · 후추 ········· 약간씩

안심 양념
간장 · 참기름 ················· 1큰술씩
다진 청양고추 ··················· 1큰술
레드와인 ························ 1큰술
소금 · 후추 ····················· 약간씩

크림소스
홍삼 농축액 ····················· 2큰술
우유 ···························· 1/2컵
생크림 ·························· 1/4컵
소금 · 후추 · 박력분 ············· 약간씩

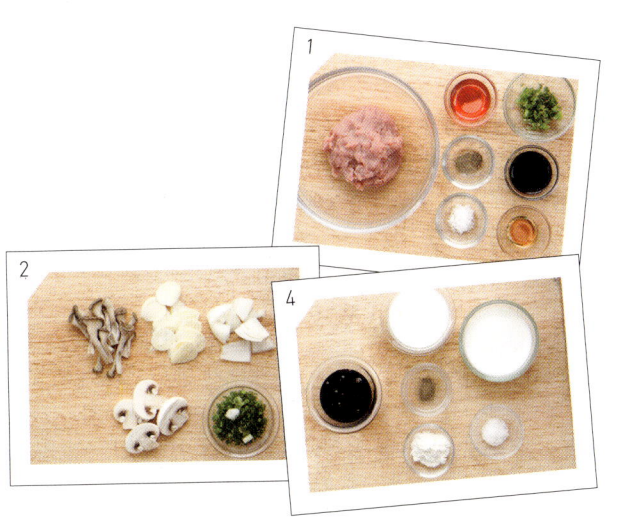

1 돼지고기는 분량의 안심 양념에 1시간 정도 재우고, 동글납작하게 빚은 후 프라이팬에 앞뒤로 노릇하게 굽는다.
2 양파는 사방 2센티미터로 썰고, 느타리버섯은 가닥가닥 찢는다. 양송이버섯과 마늘은 얇게 저미고, 실파는 송송 썰어 준비한다.
3 올리브오일을 두른 프라이팬에 마늘, 양파를 넣고, 양파가 투명해지면 소금과 후추로 간을 한다.
4 크림소스 재료를 섞어 크림소스를 만든다.
5 3에 4의 크림소스 재료를 넣고, 약불로 줄여서 볶다가 버섯을 넣고 3분 정도 젓는다.
6 접시에 1의 돼지고기 패티를 올리고, 5의 크림소스를 뿌린 후 루꼴라와 다진 실파로 장식한다.

🍳 고기 패티는 잘 치댈수록 맛있어요

돼지고기 패티를 반죽할 때는 고기 덩어리를 들어서 믹싱볼 바닥에 내려치면서 공기를 빼야 구울 때 갈라지지 않는다. 또한 바닥에 여러 번 내려쳐 공기를 제거해야 찰진 상태로 만들 수 있다.

홍삼단호박라자냐

단호박에는 면역력 강화 성분인 베타카로틴이 풍부하고, 호흡기 점막이 안정적일 수 있도록 도와준다. 때문에 알레르기성 천식이나 비염 등으로 고생하는 아이들에게 좋은 음식이다. 단호박을 라자냐로 만들면, 평소에 채소를 먹지 않는 아이들도 맛있게 먹을 수 있다.

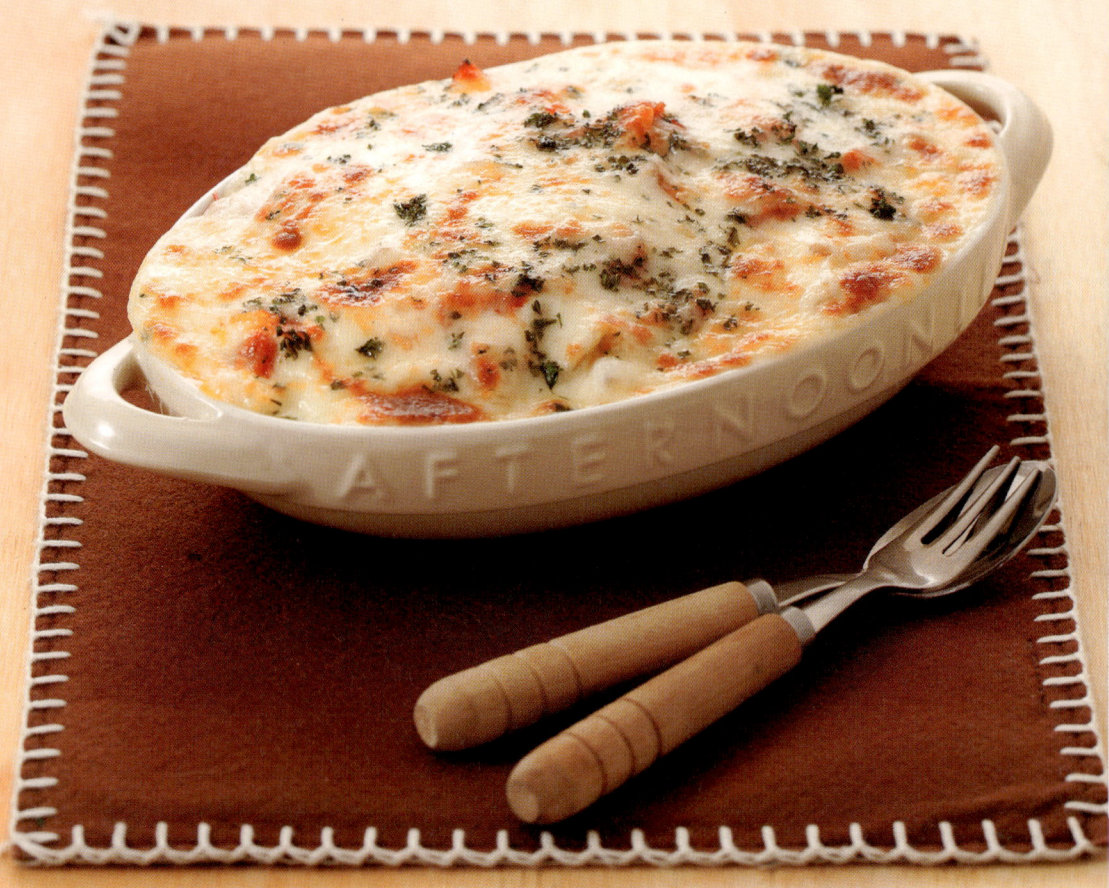

재료
- 단호박 ·········· 1/2개
- 사워크림 ·········· 1큰술
- 모차렐라 치즈 ·········· 1/2컵
- 다진 파슬리 ·········· 1큰술

도우
- 밀가루 ·········· 100g
- 달걀 ·········· 1개
- 오일 ·········· 1큰술
- 소금 ·········· 약간

토마토소스
- 토마토 ·········· 1개
- 양파 ·········· 1개
- 베이컨 ·········· 4장
- 다진 마늘 ·········· 1큰술
- 올리브오일 ·········· 1큰술
- 소금 ·········· 1/2작은술

베샤멜소스
- 우유 ·········· 2컵 반
- 홍삼분 ·········· 1작은술
- 밀가루·버터 ·········· 1큰술씩
- 소금·후추 ·········· 약간씩

1. 도우 재료는 볼에 넣어 뭉치고, 비닐에 담아 한 시간 정도 재운 후 3등분 해 얇게 밀어둔다.
2. 토마토와 양파는 네모지게 자르고, 베이컨도 작게 자른다.
3. 기름을 두른 프라이팬에 다진 마늘과 베이컨을 넣고 볶다가 토마토와 양파를 넣고, 소금으로 간한 후 국물이 없게 졸여 토마토소스를 만든다.
4. 냄비에 베샤멜소스 재료를 한꺼번에 넣고, 끓어오를 때까지 저어준 후 불을 끈다.
5. 단호박은 쪄서 껍질과 속을 제거하고, 100g 정도 남기고 잘게 자른다. 남은 단호박은 편으로 자른다.
6. 잘게 자른 단호박을 전자레인지에 1분 30초 정도 돌려 살짝 익힌 후 사워크림과 섞는다.
7. 그라탱 그릇에 도우를 깔고, 베샤멜소스를 분량의 3분의 1 정도로 얇게 발라준 후 6의 단호박을 분량의 반 정도로 깔아준다. 그 위에 토마토소스를 분량의 반을 깔고 모차렐라 치즈를 뿌린다.
8. 다시 나머지 베샤멜소스를 깔고, 도우와 편으로 자른 단호박을 깐 후 남은 토마토소스를 얹는다.
9. 모차렐라 치즈와 남은 베샤멜소스와 다진 파슬리를 뿌린 후 150도로 예열한 오븐에서 45분 정도 굽는다.

베샤멜소스는 약불에서 볶아요

베샤멜소스란 화이트크림을 만드는 기본 소스로 버터에 밀가루를 넣어 볶기 때문에 고소한 맛이 나며, 소스의 농도를 내는데 중요한 역할을 한다. 베샤멜소스를 만들 때 센불에서 볶으면 밀가루가 타기 때문에 약불에서 볶아야 한다.

홍삼크림치킨파스타

여성이나 아이들이 좋아하는 메뉴 중 하나인 파스타는 소스에 따라 다양한 맛을 즐길 수 있다. 크림소스파스타를 만들 때, 크림소스에 홍삼을 더하면 느끼한 맛이 줄어들고 풍미가 살아난다.

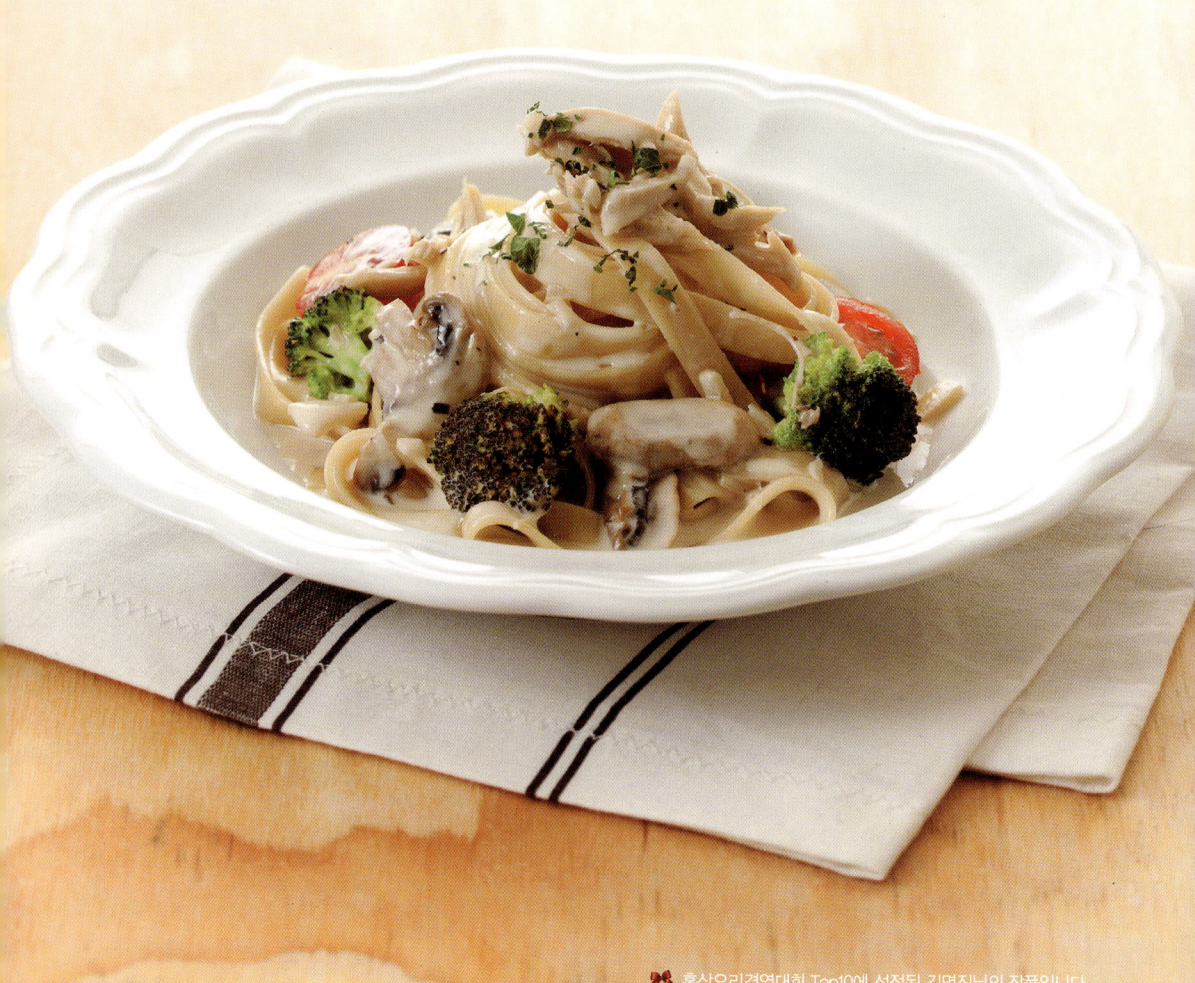

홍삼요리경연대회 Top10에 선정된 김명진님의 작품입니다.

재료

페투치니	150g
닭가슴살	2조각
양송이버섯	4개
브로콜리	1/4송이
양파	1/2개
다진 마늘	1/2작은술
통마늘	3톨
월계수잎	1장
치킨스톡	2개
홍삼 농축액	1작은술
생크림	1컵
우유	1컵
화이트와인	2큰술
방울토마토	4개
다진 파슬리	1큰술
물	3컵
올리브오일	2큰술
소금 · 후추 · 바질가루	약간

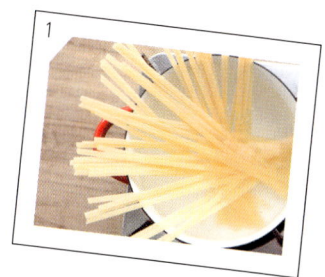

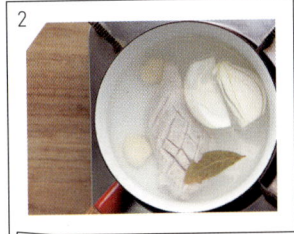

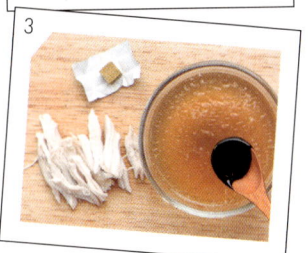

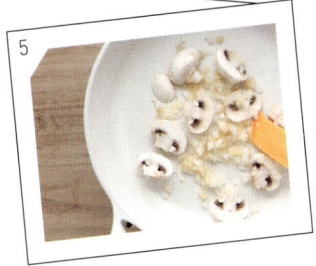

1 냄비에 물을 붓고, 물이 끓으면 올리브오일과 소금을 넣고, 페투치니를 삶은 후 오일에 잘 버무린다.
2 닭가슴살은 칼집을 내 끓는 물에 넣고, 양파 반쪽, 통마늘, 월계수 잎을 넣고 15분간 삶는다.
3 2의 닭가슴살은 잘 찢고, 물에 치킨스톡과 홍삼 농축액을 넣고 섞는다.
4 남은 양파는 잘게 다지고, 양송이버섯은 편으로 썬다. 브로콜리는 2센티미터로 썬다.
5 기름을 두른 프라이팬에 4의 양파와 다진 마늘, 양송이를 넣어서 볶는다.
6 5에 화이트와인을 둘러 향을 날리고, 3의 홍삼 농축액 치킨스톡 국물을 넣는다.
7 6에 바질가루를 넣고, 끓기 시작하면 면과 닭가슴살과 브로콜리를 넣고, 소금과 후추로 간을 한다.
8 7에 생크림과 우유를 부은 후 걸쭉해지도록 젓는다.
9 페투치니가 익으면 불을 끄고, 그릇에 담은 후 방울토마토와 다진 파슬리를 올린다.

홍삼 농축액 치킨스톡 국물이 면에 충분히 스며들어야 맛있어요

스파게티 면을 삶을 때 소금을 넣어야 면의 맛이 살아난다. 홍삼 농축액 치킨스톡 국물에 먼저 끓여 면에 맛이 충분히 배게 한 후 크림이나 우유를 넣어야 소스와 면의 맛이 어우러진다.

홍삼부추잡채

부추는 '간을 위한 채소'로 불릴 정도로 간 기능 강화에 도움을 주고, 혈액순환을 원활하게 하며, 몸을 따뜻하게 보호해 피로를 회복시켜준다. 간 기능 강화와 면역력 증진에 효과가 있는 홍삼을 함께 넣은 부추잡채는 평소 음주가 잦은 남편을 위한 보양식으로 제격이다.

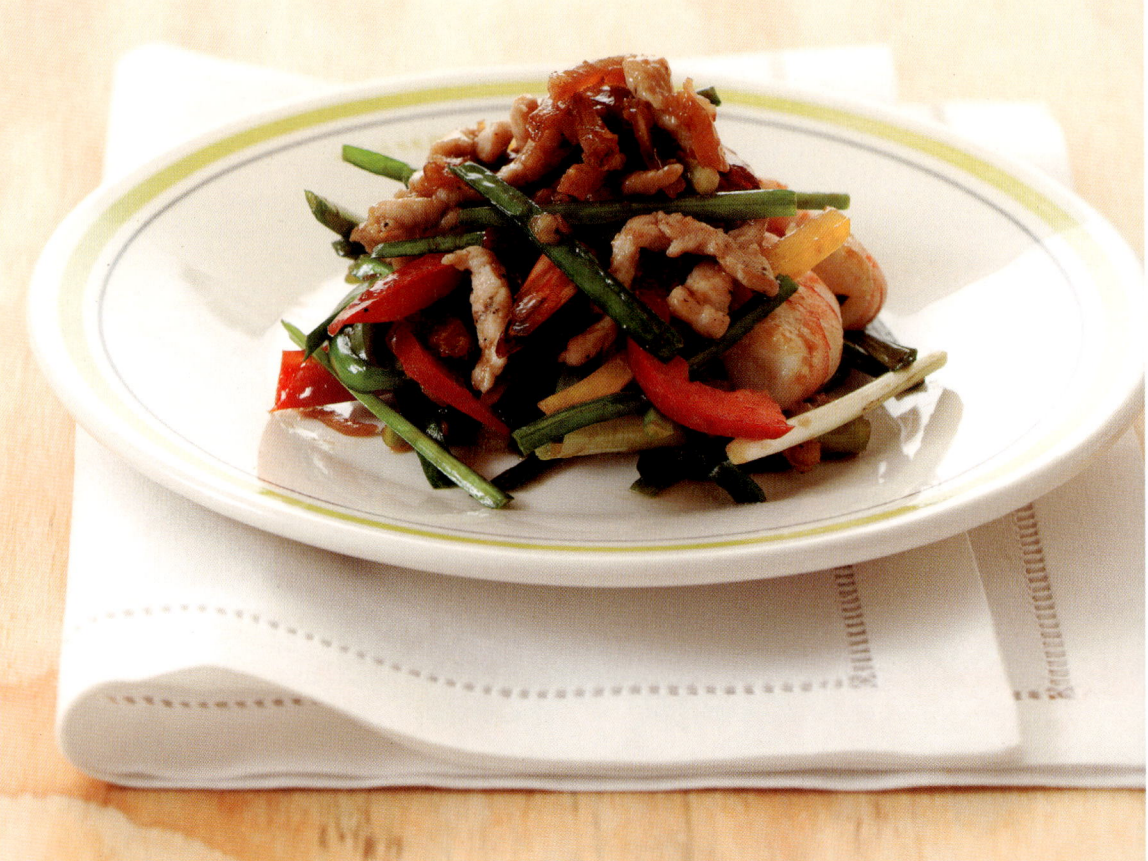

재료
홍삼절편 ········· 2봉지
부추 ············· 1/2단
돼지고기 등심 ···· 150g
새우 ············· 100g
파프리카(적·홍·황) ··· 각 1/2개씩
녹말가루 ········· 2큰술
다진 마늘 ········· 1/2큰술

고기 밑간
홍삼분 ··········· 1작은술
간장 ············· 1큰술
청주 ············· 1/2큰술
설탕 ············· 1/2작은술
소금·후추 ········ 약간씩

부추잡채 양념
굴소스·청주 ······ 1큰술씩
참기름·소금·후추 ··· 약간씩

1 부추는 6센티미터 길이로 썬다.
2 홍삼절편은 채 썰고, 파프리카는 씨를 제거한 후 부추와 같은 길이로 채 썬다.
3 돼지고기는 7센티미터 길이로 채 썰어 밑간을 한 후 녹말가루를 넣어 버무린다.
4 프라이팬에 껍질을 제거한 새우를 넣고 노릇하게 굽는다.
5 기름을 두른 프라이팬에 파프리카와 다진 마늘을 볶는다.
6 향이 나기 시작하면 3의 돼지고기를 넣고 볶는다.
7 돼지고기가 거의 익으면 부추와 새우, 홍삼절편을 넣고, 부추잡채 양념으로 간을 하면서 살짝 볶는다.

부추는 잎과 줄기를 따로 볶으세요

부추를 볶을 때 줄기를 먼저 넣고 다 볶아지면 불을 끄고 잎을 넣어야 숨이 죽지 않고 맛있다. 돼지고기는 너무 많이 볶으면 질기기 때문에 살짝만 볶는 것이 좋다.

홍삼흑임자닭냉채

검은깨를 흑임자라고 하는데 흑임자는 불포화지방산이 풍부하고 식이섬유가 풍부하다. 또한 탈모에 효과가 좋으며 레시틴이 풍부해 두뇌를 활성화해서 성장기 아이들의 두뇌 발달과 성인의 건망증 예방에 도움을 준다. 지방이 풍부해서 변비예방에도 좋다.

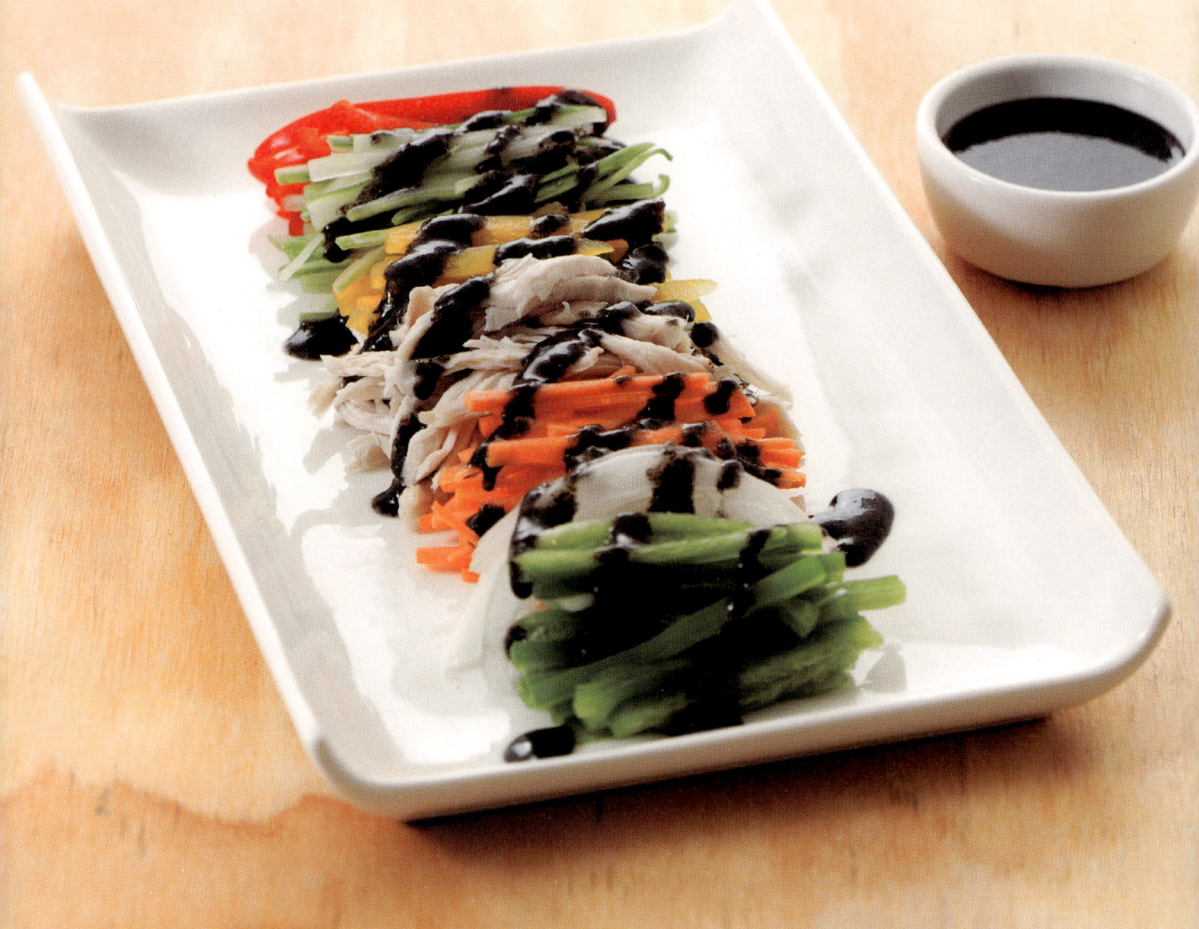

홍삼요리경연대회 Top10에 선정된 함지영님의 작품입니다.

재료

닭가슴살	2개
대파	1/4대
마늘	2톨
생강	1/2쪽
청주	2큰술
홍삼분	1/2큰술
파프리카(황·주)	1/2개씩
당근	1/5개
오이	1/2개
양파	1/4개
참기름	1/2작은술
소금	약간

홍삼흑임자소스

흑임자	3큰술
연유	1큰술
올리브오일	1큰술
홍삼 농축액	1작은술
식초	2큰술
배	1/6개
화이트와인	2큰술
다진 마늘	1작은술
설탕	1/2큰술

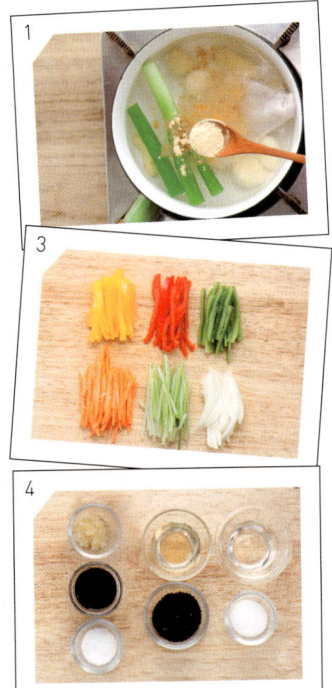

1 닭가슴살이 잠길 정도로 물을 붓고, 대파, 마늘, 생강, 청주와 홍삼분을 넣은 후 삶는다.
2 1의 닭가슴살은 얼음물에 살짝 담갔다 뺀다.
3 파프리카, 당근, 오이, 양파는 채 썬다.
4 분량의 홍삼흑임자소스를 믹서에 넣고 갈아 소스를 완성한다.
5 2의 닭가슴살은 결대로 찢고, 소금, 참기름을 넣은 후 무친다.
6 넓은 접시나 볼에 3의 채소를 담고, 5의 닭가슴살을 올린 후 4의 소스를 뿌린다.

삶은 닭가슴살은 얼음물에 담그세요

닭가슴살은 뜨거울 때 얼음물에 담갔다가 찢으면 더 쫄깃해 진다. 또한 닭가슴살을 데칠 때, 끓는 물에 데친 후 홍삼분을 넣은 육수가 끓을 때 삶으면 국물이 시원하고 깨끗한 맛이 난다. 육수는 소스를 만들 때 함께 넣으면 소스와 재료가 겉돌지 않아서 한결 맛이 깊어진다.

홍삼소스닭고기탕수육

탕수육은 고기에 전분 등을 입혀서 튀긴 후 소스에 버무려 먹는 것을 말한다. 홍삼소스를 곁들인 닭고기탕수육은 홍삼의 쌉쌀한 맛과 닭고기의 담백한 맛, 소스의 달콤한 맛이 어우러져서 홍삼을 잘 먹지 않는 아이들에게도 좋은 요리다.

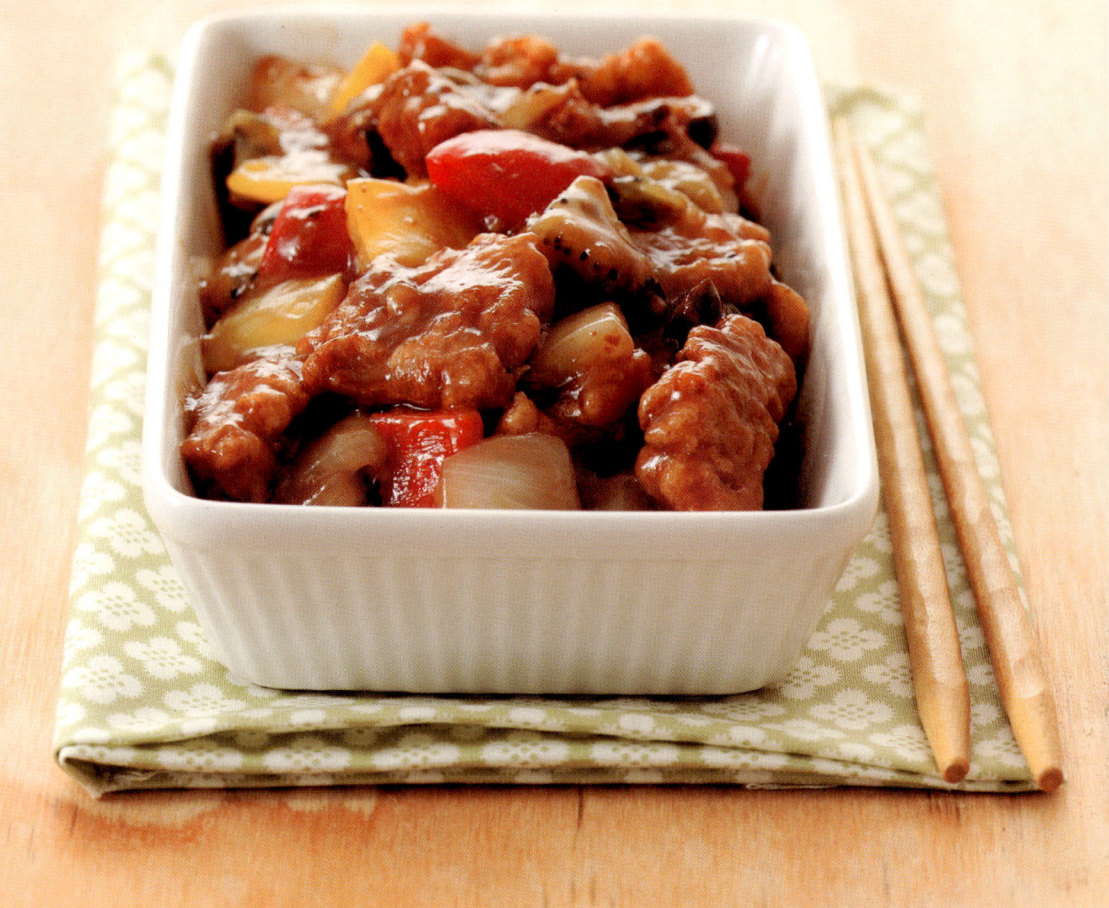

홍삼요리경연대회 Top10에 선정된 이호원님의 작품입니다.

재료
닭	1/2마리
파프리카(적·황)	1/4개씩
양송이버섯	2개
목이버섯	2잎
마른 표고버섯	1개
키위	1/2개
양파	1/4개
다진 마늘	1/2작은술
참기름	1작은술
식용유	적당량

닭 밑간
홍삼 농축액	1작은술
간장	1작은술
마늘즙	1/2작은술
청량고추즙	1작은술
생강즙·후추	약간

닭 튀김옷
박력분	1/2컵
달걀 흰자	1큰술
물녹말	4큰술

육수
마른 보리새우	2큰술
다시마(사방 5센티미터)	1장
마른 표고버섯	1개
닭뼈	1/2마리분
물	3컵

홍삼탕수소스
홍삼 농축액	1큰술
된장	1작은술
설탕	2큰술
마늘	2톨
간장	1작은술
굴소스	1/2큰술
육수	1컵
물녹말(녹말가루 2큰술, 물 2컵)	
식초	2큰술

1 닭은 살을 바르고 5센티미터 폭으로 썬 후 분량의 닭 밑간 양념에 10분 정도 재운다.
2 냄비에 육수 재료를 넣고 끓인다.
3 목이버섯은 찬물에 불리고, 배꼽을 제거한 후 3센티미터로 자른다. 마른 표고버섯은 뜨거운 물에 불린 후 3센티미터로 편 썬다.
4 파프리카, 양송이버섯, 키위, 양파는 사방 3센티미터로 썬다.
5 1의 닭고기에 튀김옷을 입히고, 기름을 넉넉히 두른 튀김 팬의 온도가 180도가 되면 2번 튀긴 후 체에 거른다.
6 기름을 두른 프라이팬에 다진 마늘, 양파를 볶다가 간장을 넣고, 4의 파프리카, 양송이버섯을 넣은 후 한 더 볶는다.
7 6에 2의 육수와 물녹말을 뺀 홍삼탕수소스 재료를 넣고 끓인다.
8 7의 소스에 물녹말을 넣어서 농도를 맞춘 후 키위와 참기름을 넣는다.
9 5의 튀긴 닭과 8의 소스를 버무린 후 그릇에 담는다.

닭고기는 두 번 튀겨요

탕수육을 만들 때는 반드시 두 번 튀긴다. 처음 튀길 때는 수분이 제거되고, 또 한번 튀기면 바삭해지기 때문이다. 소스의 농도를 맞추기 위해 물녹말을 넣는데 소스가 끓을 때 넣으면서 잘 저어야 엉겨 붙지 않는다.

홍삼닭불짬뽕수제비

원래 짬뽕은 해산물이나 고기, 채소를 볶아 매콤한 국물로 마무리한 요리인데, 홍삼닭불짬뽕수제비는 짬뽕의 맵고 시원한 국물을 살리되 주재료를 닭으로 하고, 홍삼을 더해 보양식으로 만든 퓨전 음식이다. 면 대신 수제비를 더해 씹는 맛이 더 살아난다.

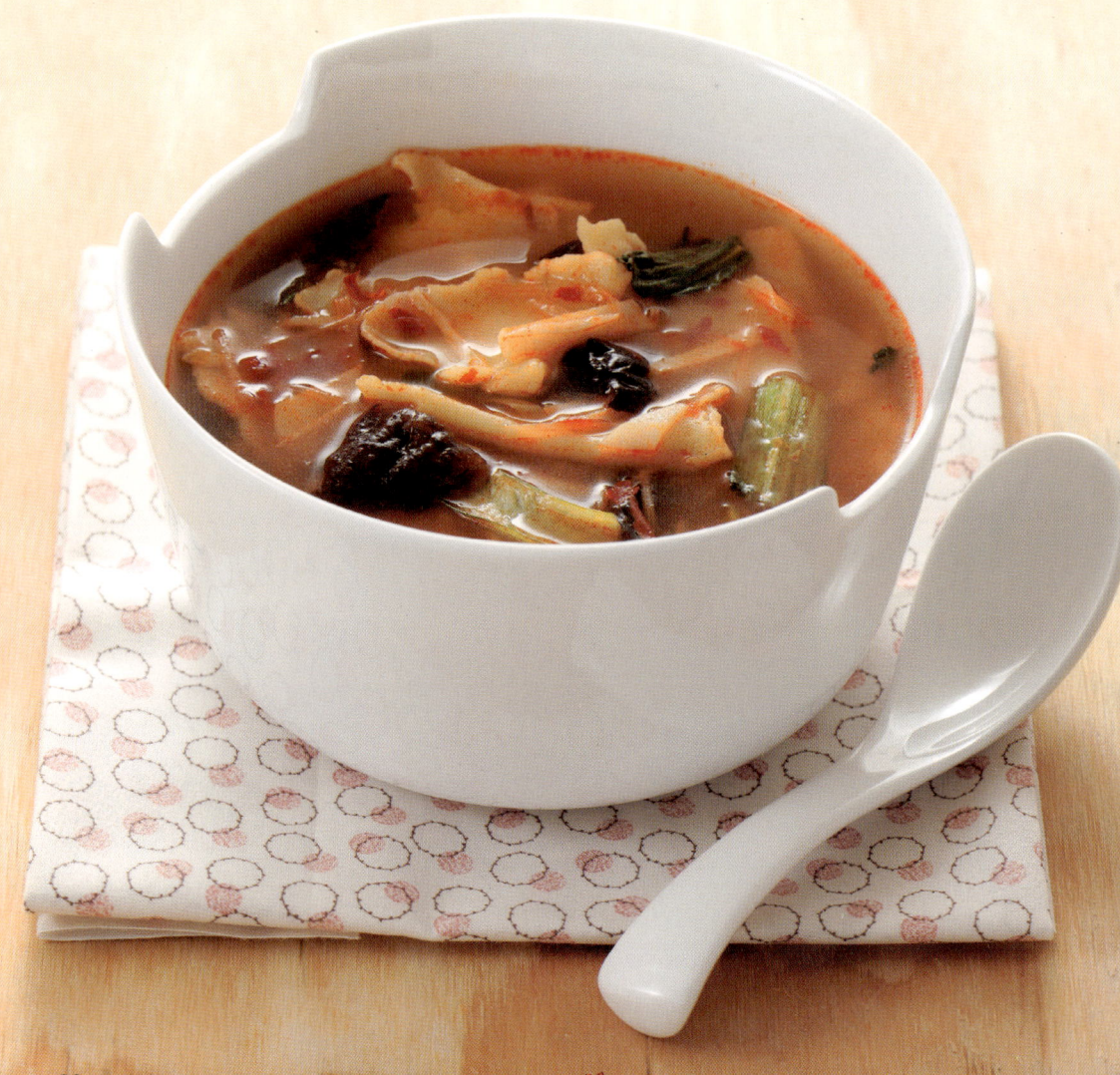

홍삼요리경연대회 Top10에 선정된 정경옥님의 작품입니다.

재료
닭 ·························· 1/4마리
마늘 ························ 4톨
대파 ························ 1/4대
청주 ························ 1큰술
두반장 ······················ 1큰술
목이버섯 ···················· 2잎
불린 해삼 ··················· 1개
물녹말(녹말가루 3큰술, 물 3컵)
청경채 ······················ 2잎

수제비반죽
홍삼 타블렛 ················ 4알
밀가루 ······················ 1컵
물 ·························· 2/3컵

1 닭은 깨끗이 손질해 마늘 2톨과 청주를 넣어 푹 삶은 후 닭고기는 뼈를 발라 잘게 찢어 놓는다. 육수는 따로 담는다.
2 마늘 2톨은 편 썰고, 대파는 2센티미터로 썬다.
3 기름을 두른 냄비에 2의 마늘과 대파를 넣고 볶다가 두반장을 넣고, 1의 닭고기를 넣어 볶는다.
4 3에 목이버섯, 불린 해삼과 1의 육수 3컵을 넣고 끓인다.
5 타블렛은 찬물에 개고, 밀가루에 타블렛을 갠 물을 섞어 수제비 반죽을 만든다.
6 4의 국물에 5의 수제비 반죽을 손으로 뜯어 넣는다.
7 수제비가 익으면 물녹말을 넣어 농도를 맞추고 청경채를 올려 마무리한다.

반죽은 30분 정도 숙성시킨 후 사용하세요

수제비는 미리 반죽한 후 냉장고에 30분 정도 숙성시키면 더 쫄깃하다. 수제비를 만드는 밀가루는 보통 중력분이나 강력분을 사용하는데, 중력분은 단백질 함량이 8~11퍼센트, 강력분은 단백질 함량이 11~13퍼센트인 것을 말한다.

홍삼닭만두&완자탕

만두소는 일반적으로 돼지고기나 쇠고기에 채소와 버섯, 두부, 당면 등을 넣어 만드는데, 돼지고기나 쇠고기 대신 닭고기를 넣으면 맛이 담백하고 깔끔하다. 여기에 홍삼분을 넣으면 고기의 잡내도 잡아주고 쫄깃함이 살아난다.

재료
- 만두피 8개
- 달걀 1개
- 미나리 2줄기
- 국간장 1작은술
- 소금 약간

만두소
- 닭다리 2개
- 새우살 50g
- 마른 표고버섯 1장
- 미나리 2줄기
- 다진 마늘 1작은술
- 홍삼분 1작은술
- 소금·참기름 약간

닭육수
- 양파 1/2개
- 통마늘 4톨
- 대파 1/2뿌리
- 물 4컵

1. 닭다리는 찬물에 담가 핏물을 제거한 후 닭육수 재료와 같이 넣어 삶는다.
2. 1의 닭다리살은 결대로 찢어서 잘게 다지고, 육수는 체에 거른다.
3. 달걀은 황백으로 분리하고, 지단을 부쳐서 사방 2센티미터 마름모로 썬다.
4. 미나리 2줄기는 3센티미터로 썰고, 마른 표고버섯은 뜨거운 물에 불린 후 잘게 다진다.
5. 새우살, 마늘과 미나리 2줄기는 잘게 다지고, 2의 다진 닭다리살과 표고버섯, 홍삼분, 소금, 참기름을 넣은 후 잘 섞어 만두소를 만든다.
6. 만두피에 5의 만두소를 넣어 만두를 빚는다.
7. 2의 육수가 끓으면 국간장을 넣은 후 만두를 넣는다.
8. 7의 만두가 떠오르면 소금으로 간을 하고, 만두가 다 익으면 육수와 함께 그릇에 담은 후 지단과 4의 미나리를 얹는다.

닭다리살은 끓는 물에 데치세요

닭다리살은 물에 담가 핏물을 빼고, 끓는 물에 데치면 육수가 훨씬 시원하고 깨끗해진다. 만두피가 싫다면 만두소를 둥글게 만들어 녹말가루에 둥글린 후 끓는 육수에 넣으면 굴린 만두가 된다.

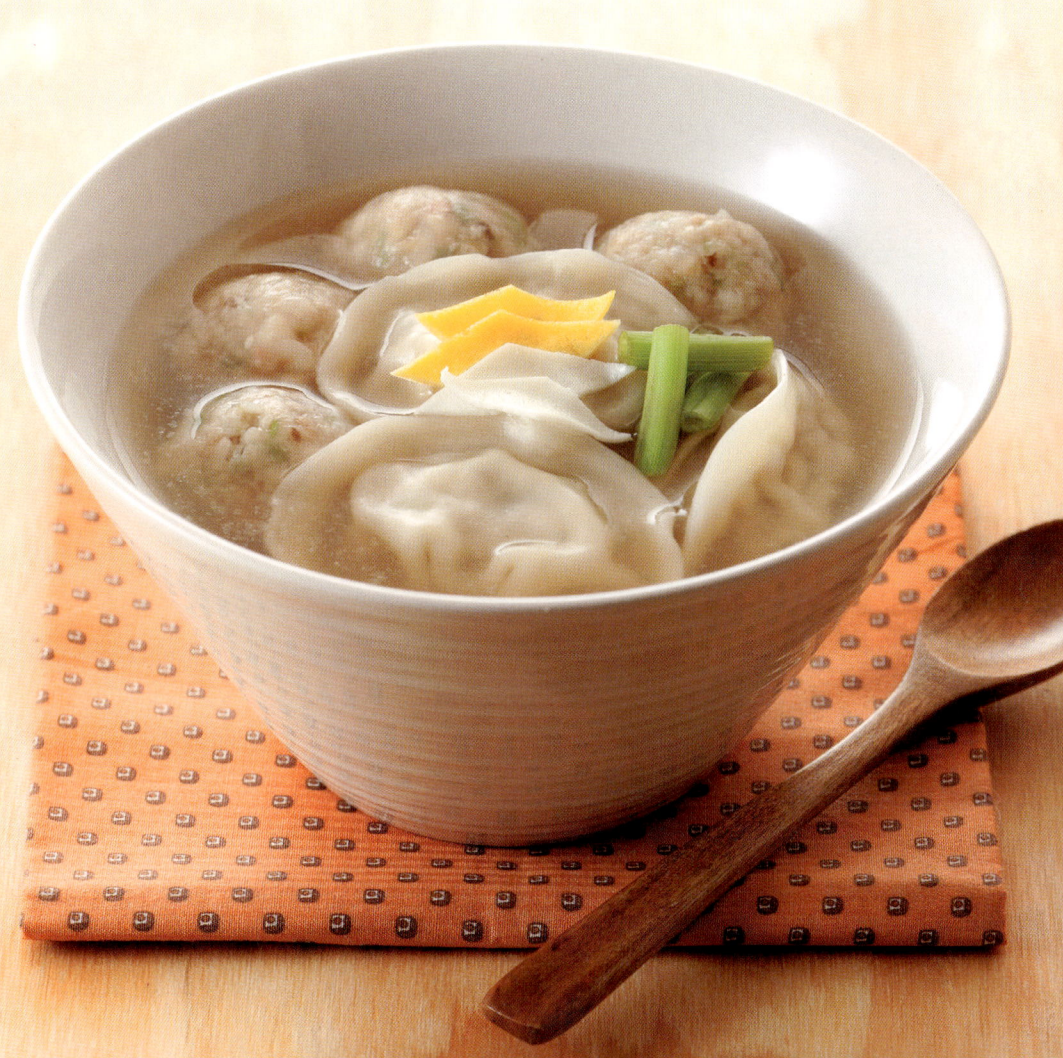

홍삼주꾸미우동볶음

주꾸미에는 필수 아미노산과 해독 기능이 있는 타우린이 풍부해 피로 회복에 좋고 면역력을 높여준다. 특히 제철 주꾸미의 머리에는 밥알처럼 생긴 알이 가득해 무척 고소하다. 주꾸미에 홍삼을 더하면 간 기능을 높여 중년 건강식으로 좋다.

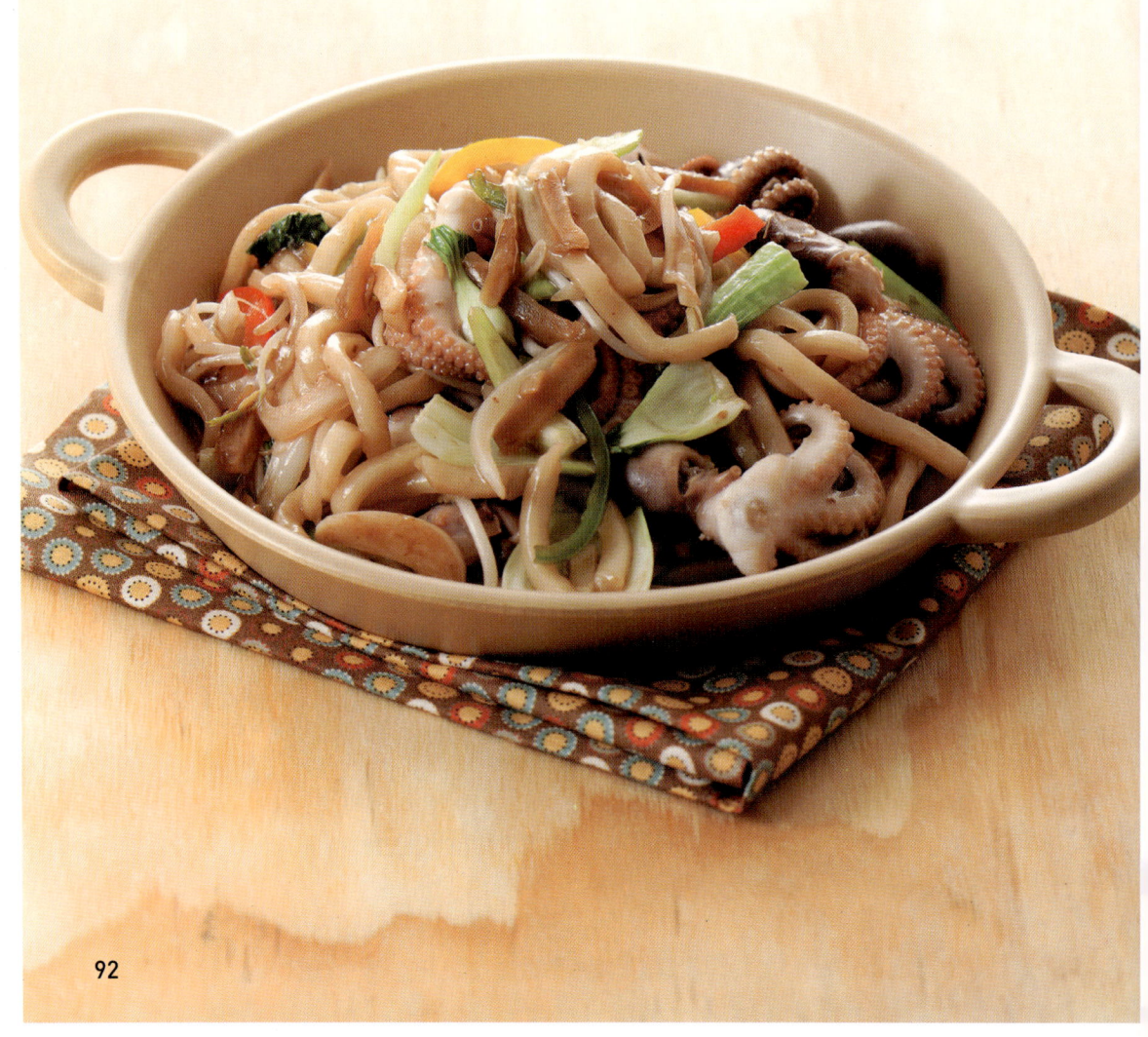

재료

홍삼절편	1봉지
주꾸미(작은것)	6마리
숙주	한줌
청경채	1뿌리
우동면	2봉지
양파	1/2개
파프리카(청·홍·황)	1/4개씩
굴소스	1/4대
간장	1큰술
마늘	3쪽
설탕	1/2큰술
밀가루	3큰술

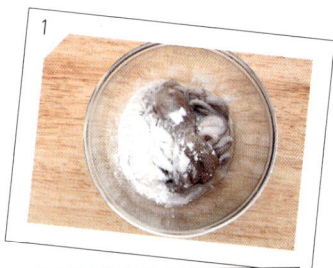

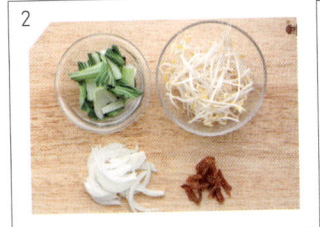

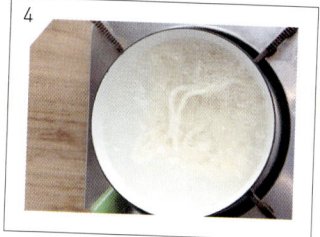

1 주꾸미는 내장을 제거 하고, 밀가루로 바락바락 주무른 후 물에 깨끗이 씻어 손질한다.
2 홍삼절편과 파프리카, 양파는 얇게 채 썰고, 숙주와 청경채는 물에 헹구어 체에 받친다.
3 기름을 두른 프라이팬에 얇게 썬 마늘과 양파, 파프리카를 넣고, 살짝 볶은 후 1의 주꾸미를 넣는다.
4 우동면을 끓는 물에 데친 후 풀어지면 체로 건진다.
5 3에 데친 우동면을 넣은 후 굴소스, 간장, 설탕을 넣어 함께 볶는다.
6 5에 청경채와 숙주, 홍삼절편을 넣어 볶은 후 그릇에 낸다.

해산물은 센불에서 단시간 볶아요

기름을 두른 프라이팬에 마늘을 먼저 볶으면 마늘향이 기름에 베어 향이 풍부해지고, 면을 볶았을 때 맛도 좋다. 이때 프라이팬을 충분히 달구지 않고 볶으면 기름이 겉돌아 느끼해진다. 주꾸미 같은 해산물을 볶을 경우 센불에서 단시간에 볶아야 연하고 맛있다.

홍삼월남쌈

다양한 채소와 과일을 라이스페이퍼에 싸서 먹는 월남쌈은 싱싱한 채소를 듬뿍 섭취할 수 있어 건강에 매우 좋다. 월남쌈을 만들 때, 홍삼절편을 곱게 썰어 각종 채소와 함께 넣어 싸면 입 안 가득 홍삼의 향과 재료의 맛이 어우러져 색다르고 특별한 월남쌈이 된다.

재료
라이스페이퍼 ·············· 12장
애호박 ·············· 1/2개
당근 ·············· 1/4개
숙주 ·············· 한줌
무순 ·············· 1/2팩
깻잎 ·············· 12장
홍삼절편 ·············· 2봉지

겨자소스
연겨자 ·············· 3큰술
꿀 ·············· 2큰술
식초 ·············· 1큰술
다진 부추 ·············· 1작은술

피시소스
피시소스 ·············· 3큰술
다진 청양고추 ·············· 1작은술

1 애호박은 돌려 깎기하여 채 썬 후 프라이팬에 살짝 볶아서 식힌다.
2 숙주는 꼬리를 다듬어 일정한 길이로 준비한다. 당근은 호박과 같은 크기로 채 썬다.
3 무순은 헹군 후 일정한 길이로 다듬는다.
4 홍삼절편은 얇게 채 썬다.
5 라이스페이퍼는 따뜻한 물에 살짝 담근 후 도마 위에 펼친다.
6 5 위에 깻잎 2장을 나란히 깔고, 재료를 가지런히 올린 후 라이스페이퍼 양 끝을 가운데로 접어 돌돌 말아준다.
7 겨자소스와 피시소스를 함께 곁들여 낸다.

🌿 라이스페이퍼는 따뜻한 물에 담그세요

라이스페이퍼는 뜨거운 물에 담그면 재료를 쌀 때 서로 달라붙는다. 따뜻한 물에 담근 후 꺼내면 찢어지지 않고 잘 말아지며 훨씬 쫄깃해진다. 겨자소스에 홍삼 농축액을 넣으면 톡 쏘는 맛이 줄어든다.

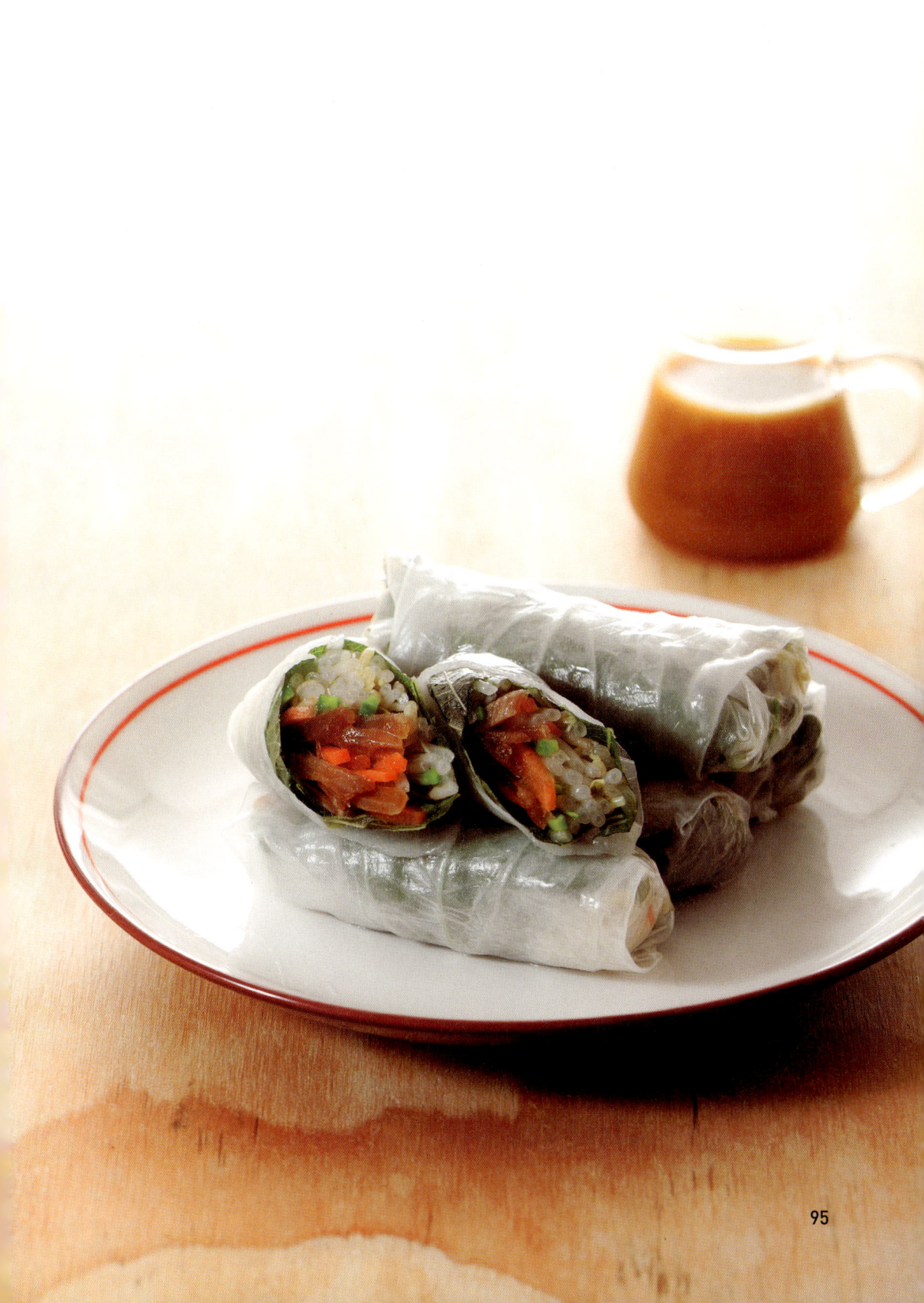

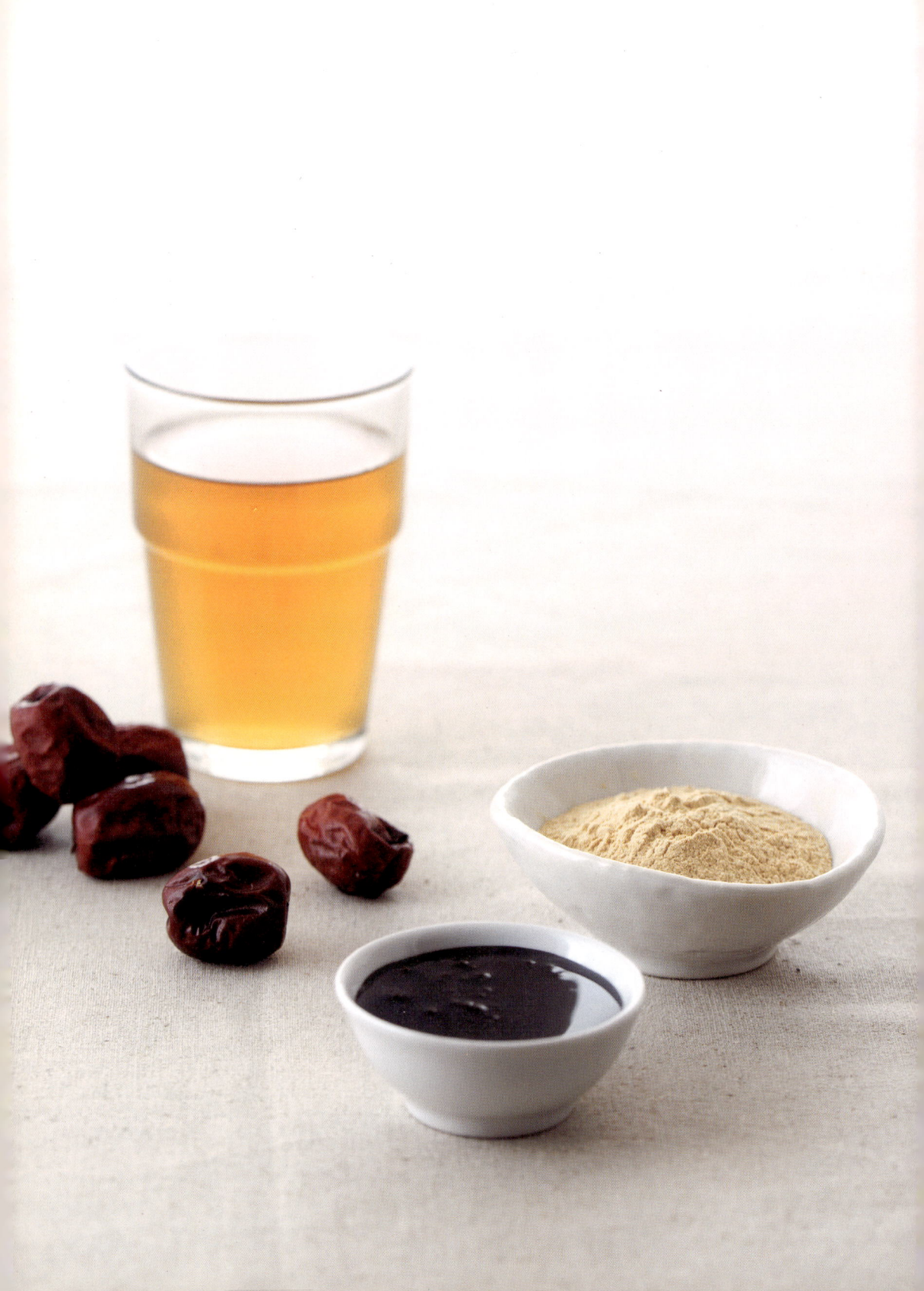

CHAPTER 05

먹을수록 건강해지는
홍삼 영양 간식

가벼운 허기를 느끼거나 무언가 군것질거리가 당길 때면 주로
먹기 쉬운 인스턴트 식품이나 패스트푸드를 찾게 된다.
이러한 간식은 당장 입에 즐거움을 주지만, 건강에 좋지 못하다.
홍삼을 넣어 만든 간식은 만들기도 간단하고, 영양도 풍부해 성장기 어린이부터
기력이 떨어진 노인까지 모두에게 좋은 먹을거리다.

벨기에와플&홍삼시럽

벨기에의 디저트로 잘 알려진 와플은 과일이나 아이스크림 등 여러가지 부재료를 올려 다양한 맛을 즐길 수 있다. 와플에 뿌리는 메이플 시럽 대신 홍삼 시럽을 곁들이면 홍삼의 씁쌀한 맛과 부드럽고 달콤한 와플 반죽이 조화를 이뤄 특별한 디저트가 된다.

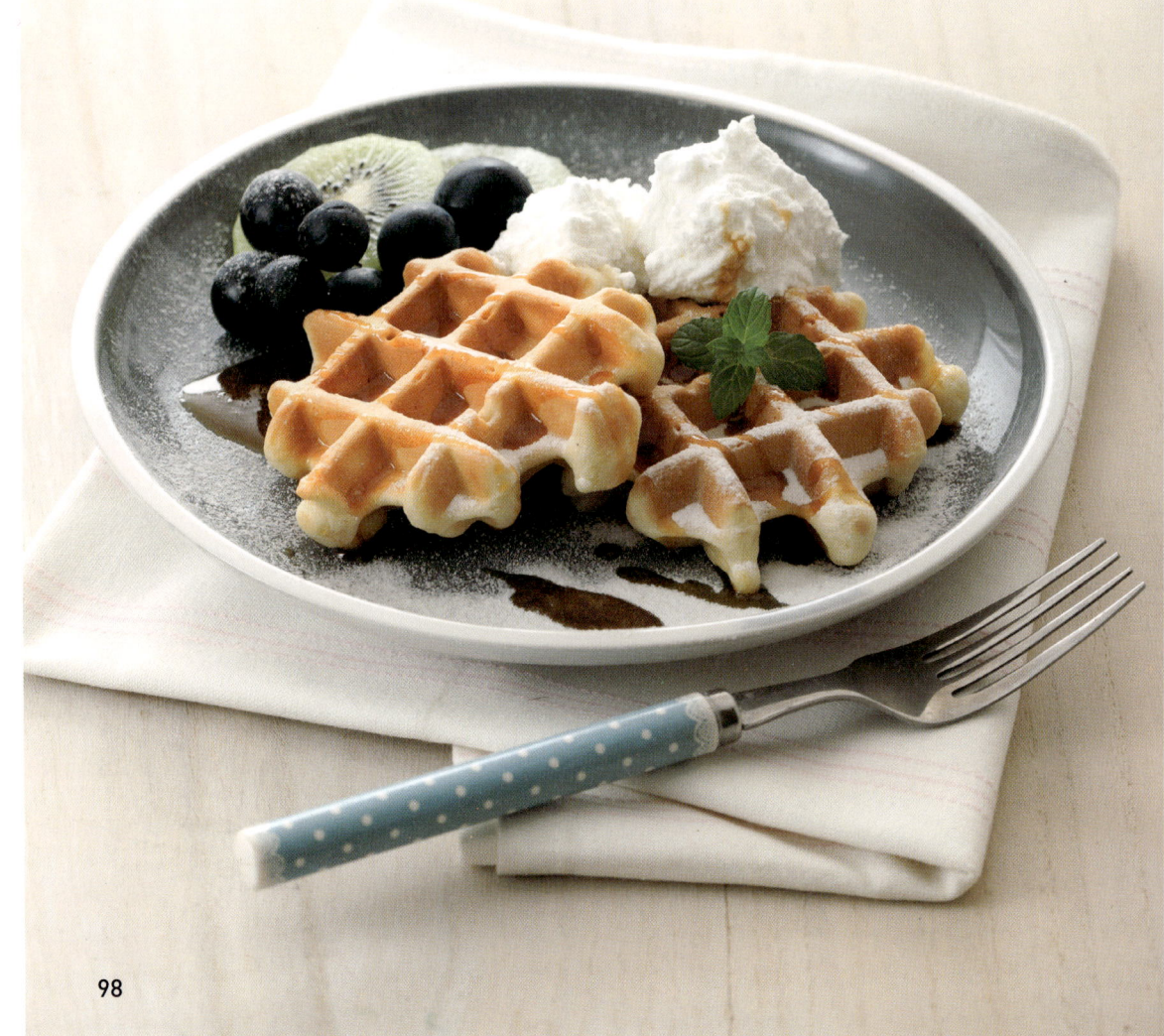

재료

밀가루(박력분)	200g
달걀	2~3개
우유	85ml
설탕	50g
소금	약간
베이킹파우더	6g
버터	3큰술

홍삼 시럽

설탕	30g
물	30ml
홍삼 농축액	10ml

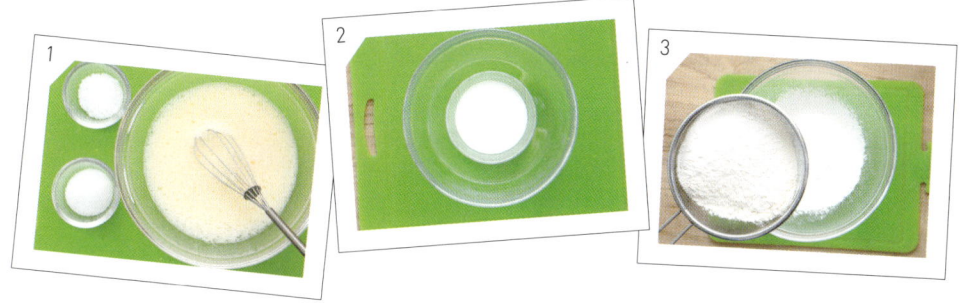

1. 볼에 달걀을 풀고, 설탕과 소금을 넣어 2~3분간 휘핑한다.
2. 1에 미지근하게 데운 우유를 넣는다.
3. 밀가루와 베이킹파우더는 체 쳐서 2에 가볍게 섞는다.
4. 3에 녹인 버터를 넣고 섞는다.
5. 냄비에 홍삼 농축액을 제외한 홍삼 시럽 재료를 넣은 후 센불에서 끓기 시작하면 약불로 줄인다.
6. 5를 젓지 말고, 1/4로 졸인다. 시럽이 식으면 홍삼 농축액을 넣고 잘 저어준다.
7. 예열한 와플 팬에 4의 반죽을 붓고, 바삭하게 구워 접시에 담고, 기호에 따라 휘핑크림과 과일을 같이 낸다.

시럽을 만들 때 젓지 마세요

시럽은 농도가 걸쭉해질 때까지 젓지 말고 그대로 끓여야 다시 설탕 알갱이가 생기지 않는다. 구운 와플은 구멍이 뚫린 체망에서 한 김 내보내면 바삭해진다.

홍삼애플타르트

파이 반죽으로 만든 틀 위에 크림과 과일 등을 올린 타르트는 바삭함과 부드러움, 달콤함이 녹아 있는 디저트로 우유나 차와 함께 먹으면 든든하다. 타르트는 올라가는 재료와 반죽, 모양에 따라 종류가 다양하다.

재료
- 박력분 250g
- 버터 85g
- 쇼트닝 45g
- 설탕 35g
- 달걀 1/2개

홍삼애플 필링
- 사과 2~3개
- 설탕 70g
- 소금 약간
- 홍삼분 5g
- 홍삼 농축액 1작은술
- 녹말가루 20g
- 물 200g
- 레몬즙 1큰술
- 식초 2큰술

1. 거품기로 버터와 쇼트닝 덩어리를 잘 풀고, 설탕을 넣은 후 크림 상태가 되도록 휘핑한다.
2. 달걀은 잘 풀고, 2~3회에 걸쳐 1에 넣어 섞는다. 밀가루는 체에 쳐 주걱으로 반죽을 자르듯이 섞는다.
3. 반죽은 비닐에 넣고, 납작하게 밀대로 밀어준 후 냉장고에 1시간 정도 휴지시킨다.
4. 반죽을 타르트 크기에 맞게 틀에 덮어준 후 손으로 꼭꼭 눌러 밀착시킨다. 반죽이 부풀지 않게 하기 위하여 바닥을 포크로 촘촘하게 찌른다.
5. 180도로 예열된 오븐에서 5분 간 구운 후 꺼낸다.
6. 사과는 껍질과 씨를 제거한 후 얇게 저며서 식촛물에 담가둔다.
7. 물에 녹말가루를 넣어 잘 풀고, 중불에 올려 설탕, 소금, 홍삼분을 넣는다.
8. 7의 재료가 끓으면 6의 사과와 홍삼 농축액을 넣은 후 조린다. 걸쭉해지면 불에서 내려 한 김 식힌 후 레몬즙을 넣어 홍삼애플 필링을 완성한다.
9. 홍삼애플 필링을 5의 타르트 안에 채운 후 200도로 예열된 오븐에서 15~20분간 구워준다.

버터는 상온에 두었다 사용하세요

버터나 쇼트닝을 잘 풀어주려면 상온에 두었다가 말랑말랑해졌을 때 거품기로 젓는다. 이때 설탕은 한 번에 넣지 말고 2~3번에 나누어 넣어야 잘 녹는다. 파이 반죽은 치대고 난 다음 꼭 휴지시켜서 밀어야 바삭바삭해진다.

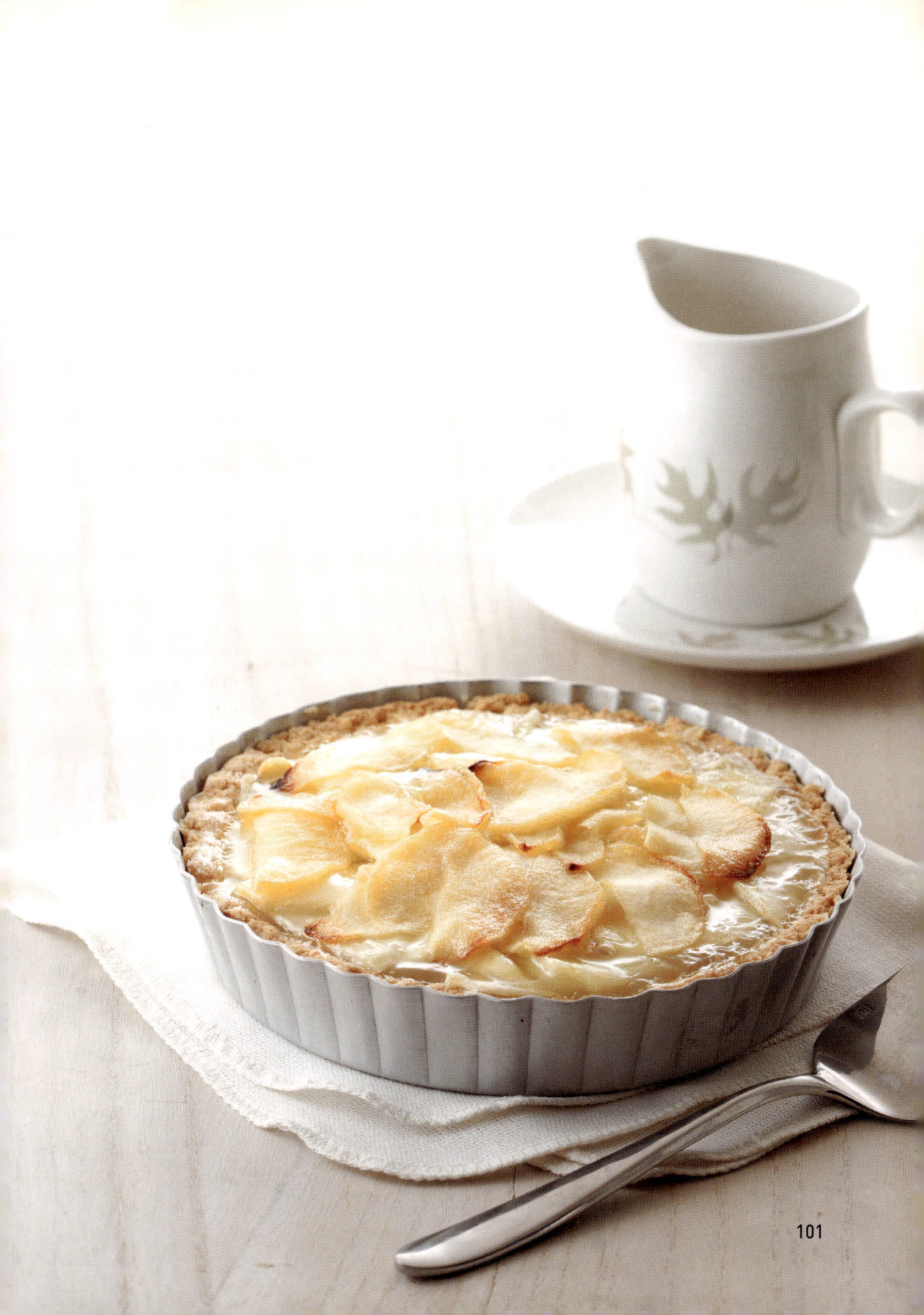

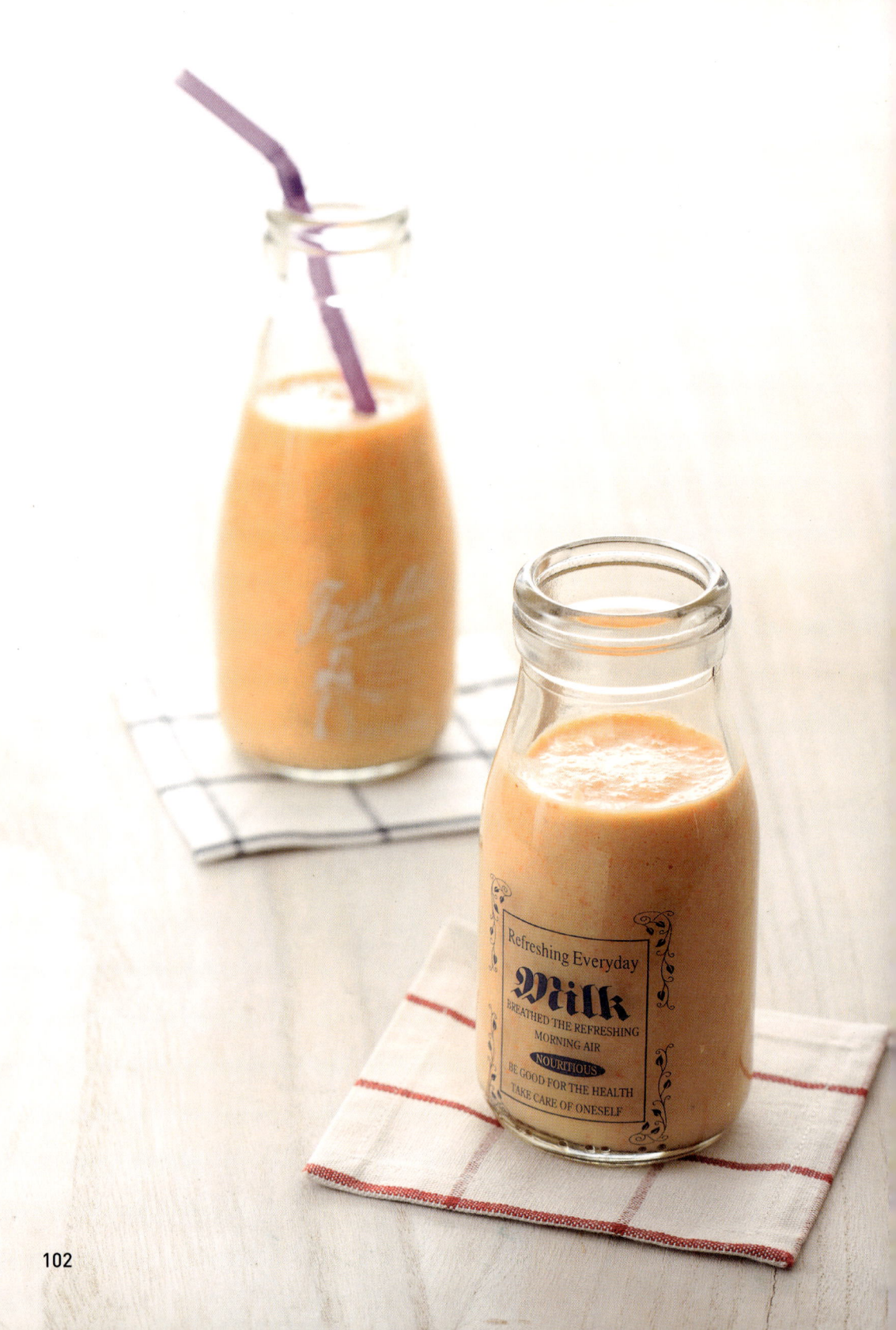

홍삼당근두유

홍삼을 그냥 먹기 어려워하는 어린이나 홍삼의 쓴맛이 부담스러운 경우, 당근과 함께 갈아 주스로 만들면 목넘김이 좋아진다. 당근은 비타민 A가 풍부해 피로회복에 좋고 체내흡수를 돕는 영양소가 포함되어 있어 소화도 잘 된다.

재료
- 홍삼박 30g
- 당근 1/5개
- 귤 1개
- 두유 1컵
- 꿀 1큰술
- 소금 약간

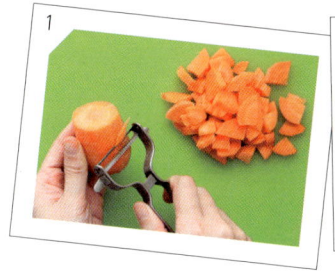
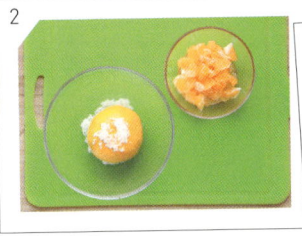
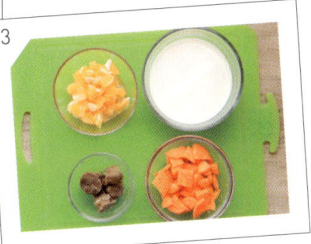

1. 당근 껍질을 벗긴 후 잘게 썬다.
2. 귤은 소금으로 문질러 씻고, 껍질을 벗긴 후 잘게 썬다.
3. 믹서에 손질한 당근과 귤, 두유, 홍삼박을 넣어서 곱게 간 후 컵에 담아낸다. 기호에 따라 꿀을 넣는다.

두유로 단백질 보충하세요

찬 성질의 두유는 우유와 비슷한 영양소를 함유하고 있어 홍삼과 당근에 부족한 단백질을 채워준다. 여기에 귤과 꿀을 함께 넣으면 맛이 더 부드럽고 영양도 좋다.

홍삼머핀

머핀은 버터와 우유, 팽창제인 이스트나 베이킹파우더를 넣어서 부풀린 부드러운 반죽을 구운 빵을 말한다. 모양이 예쁘고 먹기 좋은 크기라 아이들 간식으로도 좋고, 차 한 잔과 즐기기에도 적당하다. 머핀을 만들 때, 홍삼에 우유를 넣고 갈아 섞으면 맛이 더 좋아진다.

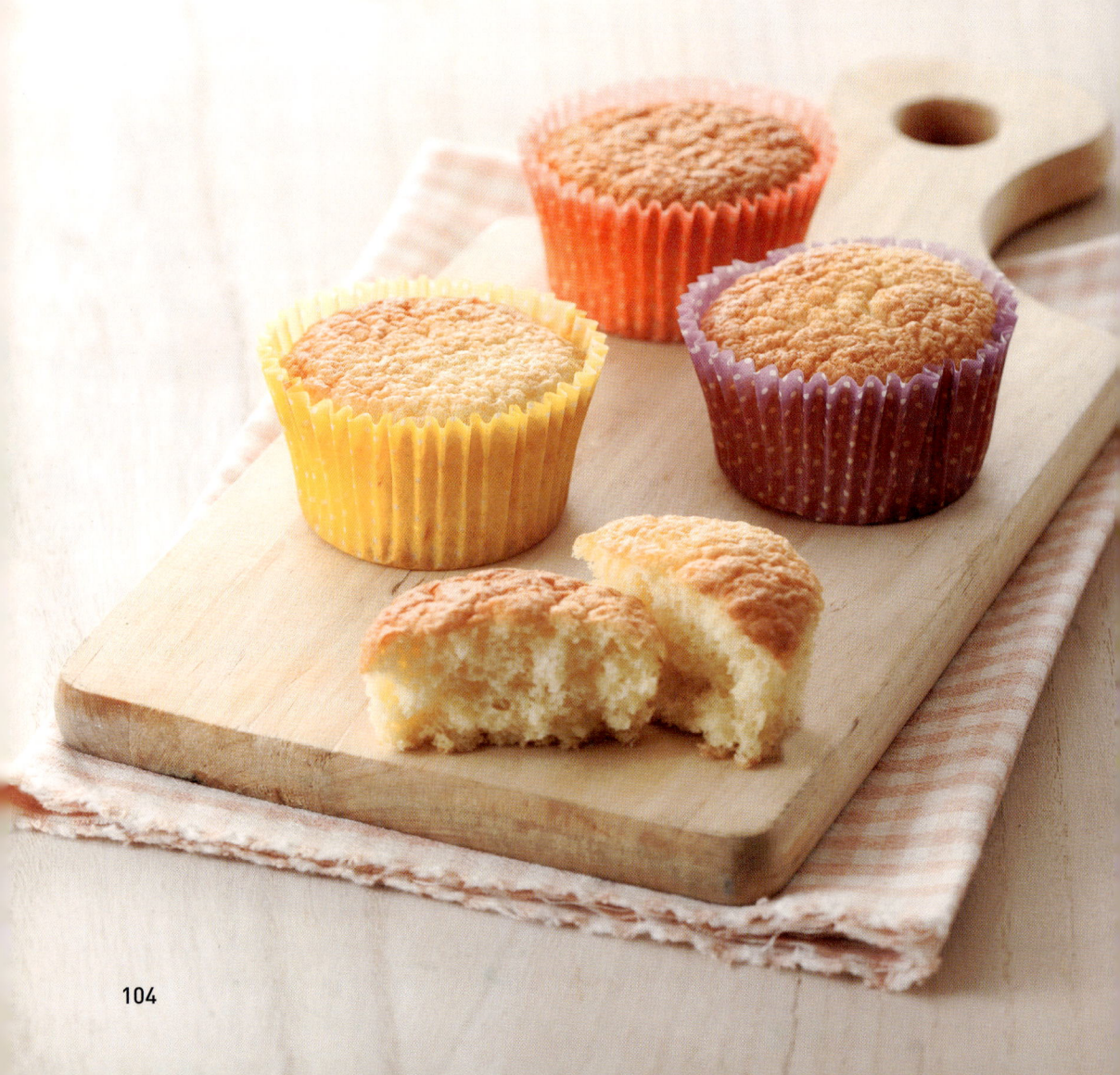

재료

달걀	1개
설탕	30g
박력분	30g
베이킹파우더	1/6작은술
버터	10g
홍삼분	3g
우유	1큰술
머핀틀	10개 분량(바닥 지름 4센티미터)

1 홍삼분에 우유와 설탕을 넣고 거품기로 잘 섞는다.
2 달걀은 크림색이 되도록 젓는다.
3 박력분과 베이킹파우더는 체에 쳐서 준비한다.
4 버터는 중탕을 해서 녹인다.
5 믹싱볼에 1의 우유와 2의 달걀을 넣어서 잘 섞고, 3의 가루를 넣어서 칼로 자르듯이 섞는다. 여기에 4의 중탕한 버터를 넣어서 섞는다.
6 머핀틀에 버터를 바르고, 밀가루를 넣어서 털어낸 후 5의 반죽을 7부 정도 담는다.
7 165도로 10분간 예열한 오븐에 15분간 구워준다.

홍삼박을 걸러서 넣으세요

머핀을 만들 때 홍삼분 대신, 홍삼박을 사용해도 좋다. 홍삼박은 걸러서 넣으면 머핀이 더 부드러워진다. 달걀은 냉장고에서 미리 꺼내 차가운 냉기를 없앤 뒤 사용하는 것이 좋다.

홍삼감자샌드위치

여러 재료를 넣어 만든 샌드위치는 영양도 풍부하고 만들기도 간편해 간식으로 제격이다. 샌드위치를 만들 때 감자를 넣으면 포만감이 더 크고, 홍삼을 달이고 남은 홍삼박을 넣으면 홍삼의 은은한 향이 느껴져 맛이 더욱 좋다.

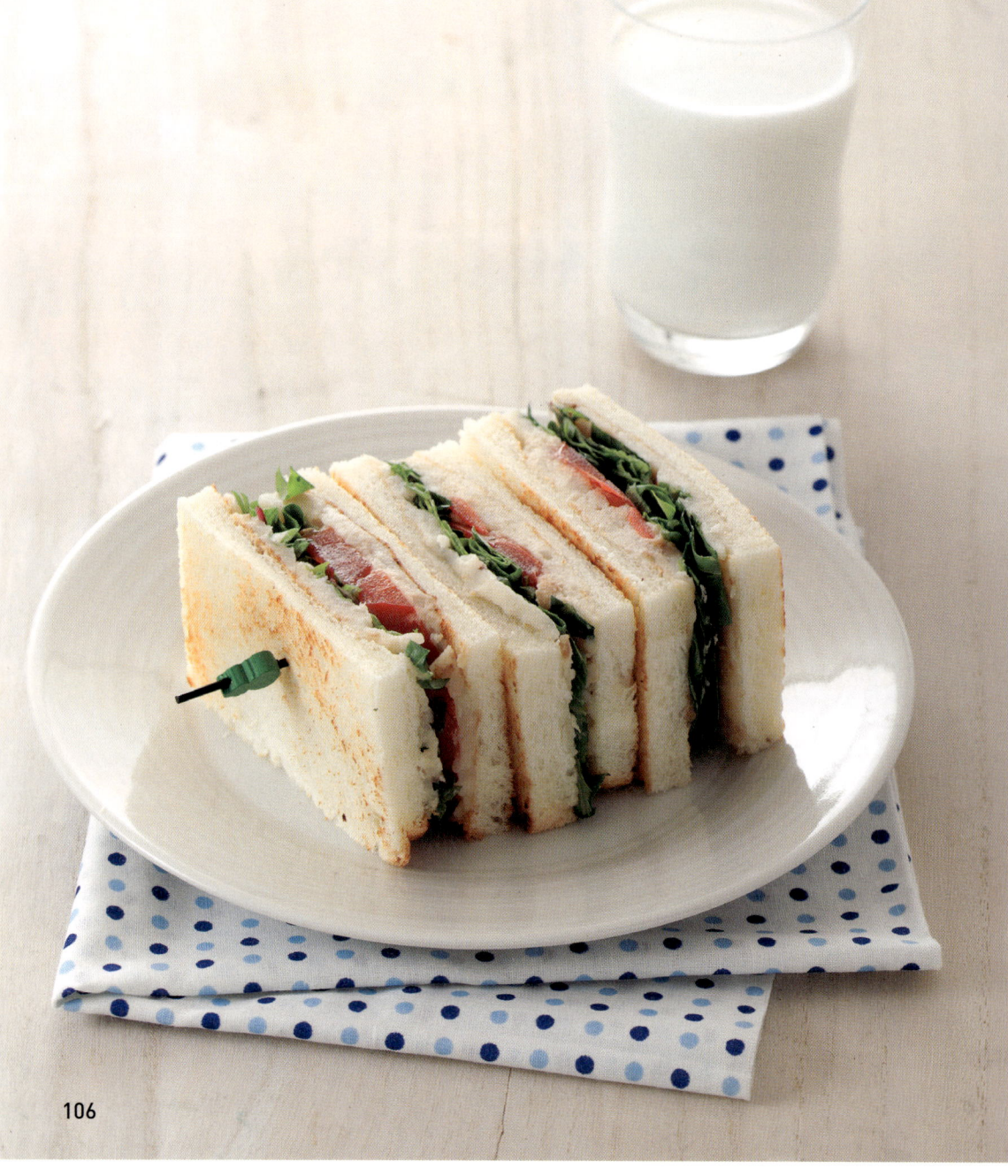

재료
감자 ·················· 2개
홍삼박 ················ 2~3개
마요네즈 ·············· 3큰술
어린잎채소 ············ 1줌
토마토 ················ 1개
식빵 ·················· 4장
소금 ·················· 약간

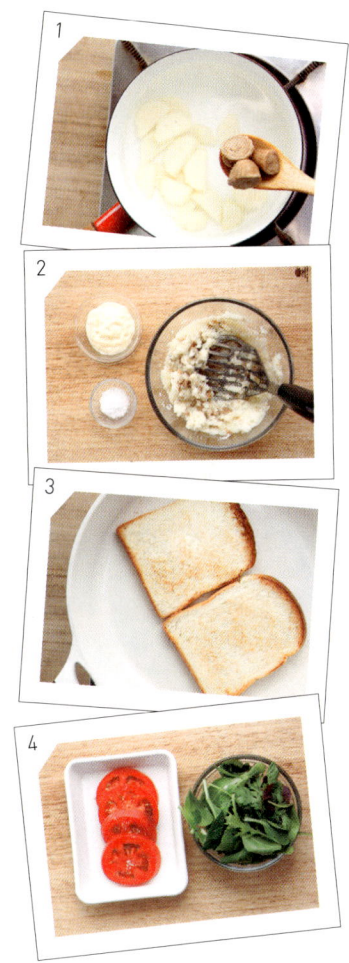

1. 감자는 껍질을 벗기고, 도톰하게 잘라 냄비에 넣고, 홍삼박을 넣은 후 감자가 잠길 정도로 물을 부어 익힌다.
2. 1의 감자가 익었으면 으깨서 한 김 식힌 후 마요네즈, 소금 넣어 잘 섞는다.
3. 식빵은 토스터기에 넣어서 구운 후 세워서 식힌다.
4. 어린잎 채소는 물에 헹궈 물기를 제거하고, 토마토는 0.7센티미터 두께로 썰고 소금을 조금 뿌려 수분을 제거한다.
5. 식빵의 한 면에 2의 으깬 감자를 펴 바르고, 토마토, 어린잎 채소 순서로 얹은 후 다른 식빵으로 덮는다.
6. 5의 식빵 위에 젖은 면포를 얹고, 무게가 있는 편편한 것으로 5분 정도 누른 후 먹기 좋게 자른다.

식빵은 구운 후 세워서 식히세요

구운 식빵을 바로 눕히면 식으면서 눅눅해지는데, 이 때 빵끼리 서로 기대서 세워 놓으면 공기가 통해 빵 표면이 바삭해진다. 샌드위치 속으로 토마토 대신 사과나 바나나를 넣어도 좋다.

홍삼경단

홍삼을 달이고 남는 홍삼박을 이용해 경단을 만들면 홍삼박에 남아 있는 식이섬유를 하나도 버리지 않고 섭취할 수 있다. 홍삼박과 찹쌀은 소화가 잘 되고 홍삼 특유의 향과 잣의 고소한 향이 잘 어우러진다.

재료
- 홍삼박 50g
- 끓는 물 1/4컵
- 찹쌀가루 100g
- 꿀 1큰술
- 소금 1/3작은술
- 잣 1/3컵
- 대추 2알

1 믹서에 홍삼박과 끓는 물을 넣어 부드럽게 간다.
2 찹쌀가루에 꿀, 소금과 1을 넣은 후 몽글거리게 주걱으로 섞는다.
3 2의 반죽이 한 덩어리가 되도록 차지게 치댄다.
4 3의 반죽은 직경 3센티미터 정도가 되도록 완자를 빚는다.
5 끓는 물에 소금을 넣고, 4의 완자를 넣어서 떠오르면 건진 후 찬물에 담근다.
6 5의 경단을 건져 물기를 제거한 후 꿀을 담은 그릇에 넣고 흔들어서 경단에 꿀이 골고루 묻도록 한다.
7 잣은 도마 위에 키친타월을 깔아 다지고, 접시에 담은 후 6의 경단을 넣어서 굴린다.
8 대추는 돌려 깎아서 씨를 제거하고, 돌돌 말아서 0.1센티미터로 썬 후 경단 위에 올린다.

잣을 다질 때는 키친타월을 깔아주세요

잣은 지방이 많기 때문에 그냥 다지면 덩어리가 져서 떡을 무칠 때 좋지 않다. 밑에 키친타월을 도톰하게 깐 후 다져야 보송보송하게 다져진다. 끓는 물에 삶은 경단을 건진 후 마른 행주에 받치면 물기를 쉽게 뺄 수 있다.

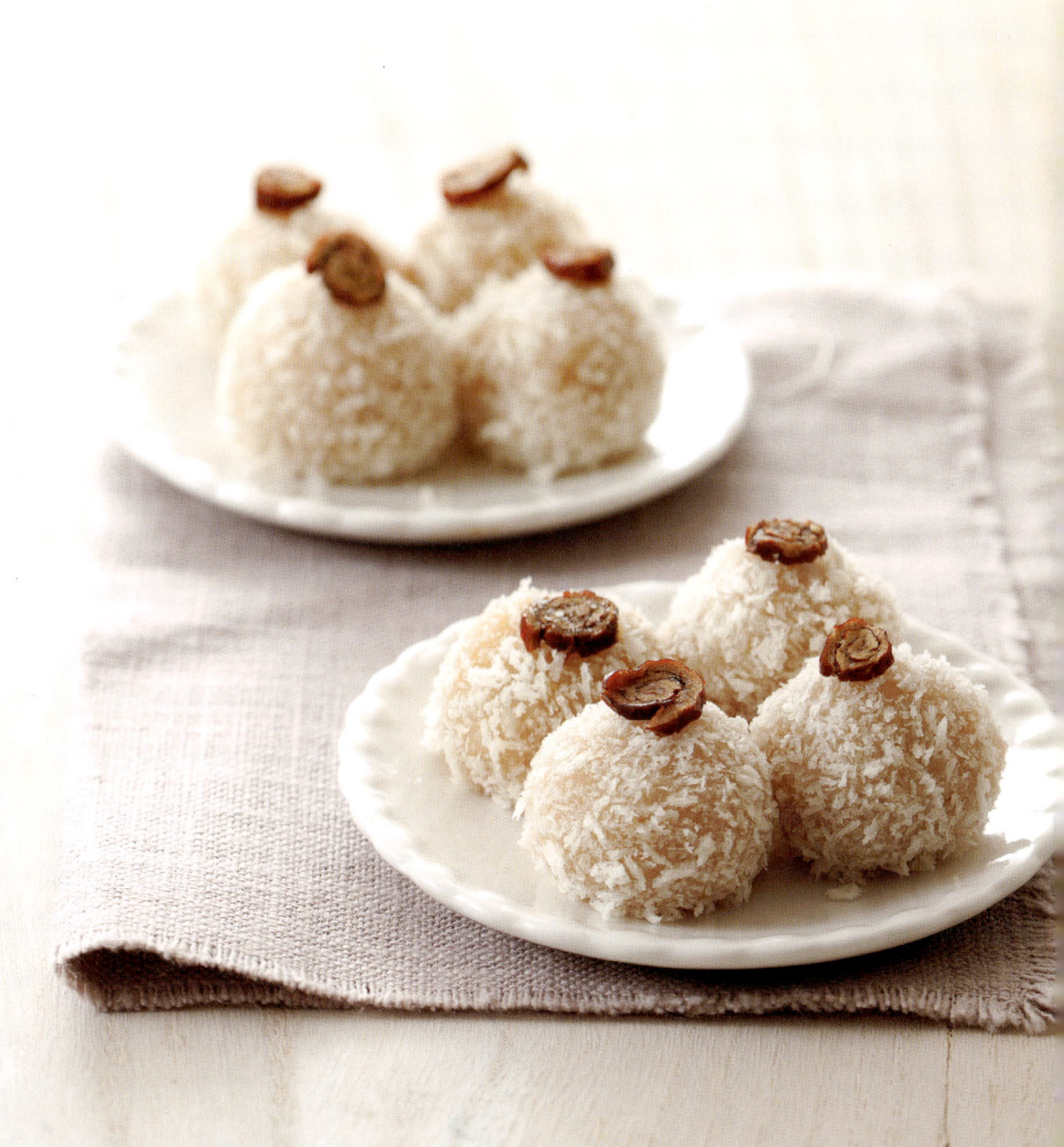

홍삼국화전

국화는 깊은 향만큼이나 건강에 좋아 예로부터 한약 재료로 많이 사용되었다. 기력회복과 해열·항염 작용이 뛰어나 간을 보호해줄 뿐만 아니라 간과 밀접한 관련이 있는 눈 건강에도 좋다. 홍삼절편을 넣은 국화전은 향도 좋고 영양도 풍부하다.

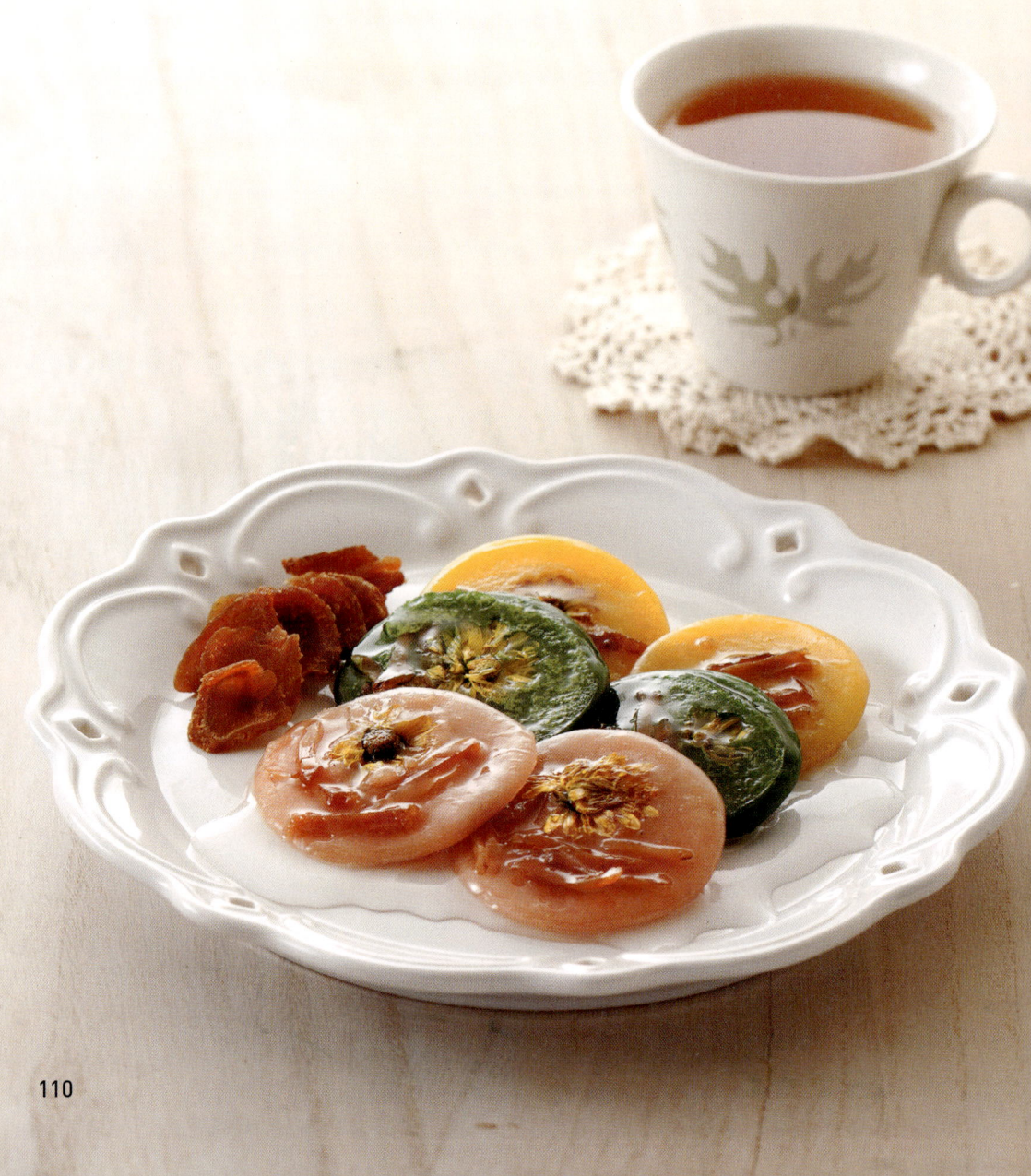

재료

홍삼절편	1봉지
국화꽃	10개
밀가루	1컵
물	1컵 반
치자	10g
시금치	한 줌
비트	2개
올리고당	약간
식용유	적당량

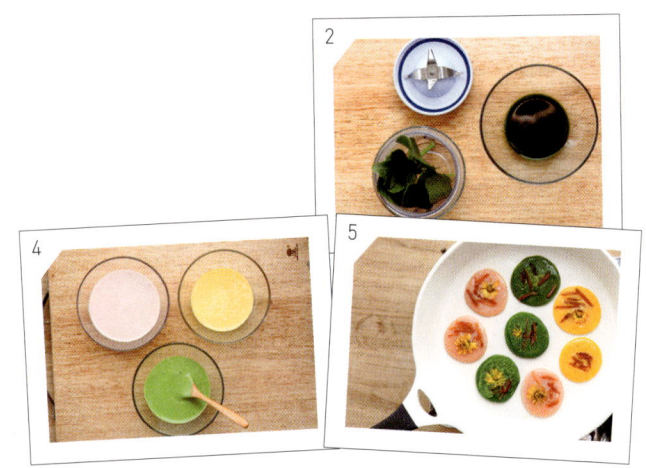

1 홍삼절편은 채 썬다.
2 시금치는 깨끗이 씻어 믹서에 갈고, 비트와 치자는 물에 담가 색을 낸다.
3 밀가루와 물을 섞은 반죽을 3등분 한다.
4 2에서 만든 색을 각각의 반죽과 섞어 3가지 색의 반죽을 만든다.
5 기름을 두른 프라이팬에 반죽을 한 숟가락 떠서 프라이팬에 얹고, 국화꽃과 홍삼절편을 얹어 장식한 후 지진다.
6 기호에 따라 올리고당을 넣는다.

찹쌀과 멥쌀은 동량을 섞어야 맛있어요

시금치나 비트 등을 넣어 색을 낼 경우 익으면 색이 짙어지기 때문에 반죽 색을 잘 맞추는 것이 좋다. 국화전은 보통 찹쌀을 사용하는데 이럴 때는 찹쌀과 멥쌀을 1:1의 비율로 넣어서 구우면 더 맛있게 먹을 수 있다.

홍삼닭가슴살수제소시지

닭가슴살은 다이어트에 효과적인 식품으로 꼽히는데 식감이 퍽퍽해 오래 먹으면 질릴 수 있다. 이럴 때 닭가슴살로 소시지로 만들어 먹으면 식감이 뛰어나고 맛도 좋아 즐겁게 체중조절을 할 수 있다. 닭가슴살에 홍삼을 더하면 영양이 더욱 풍부해진다.

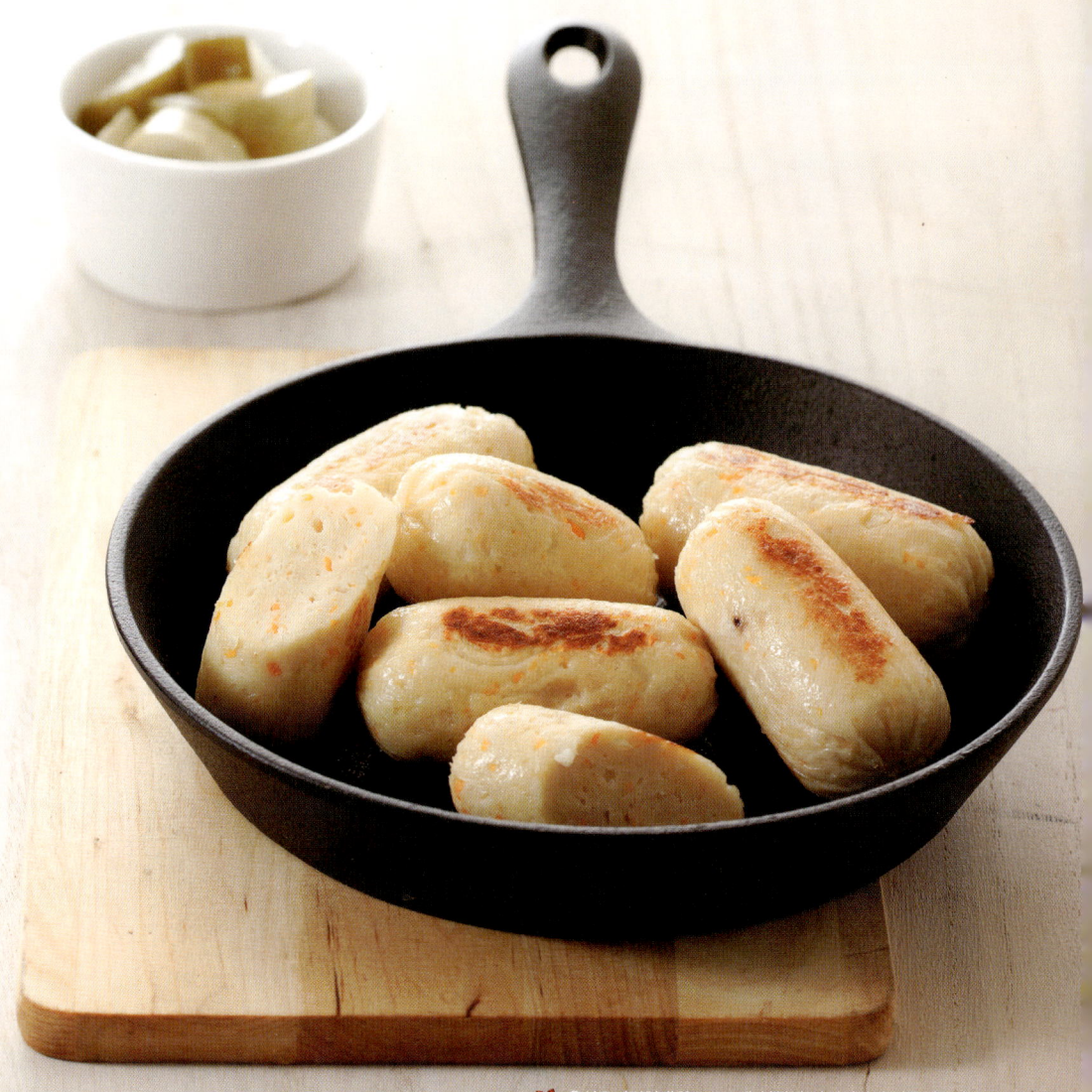

홍삼요리경연대회 Top10에 선정된 남지희님의 작품입니다.

재료
- 닭가슴살 ········· 3조각
- 파슬리 ··········· 2잎
- 양파 ············· 1/4개
- 마늘 ············· 2톨
- 대파 ············· 1/5대
- 당근 ············· 1/6개
- 홍삼분 ··········· 1/2큰술
- 맛술 ············· 1큰술
- 생강즙 ··········· 1작은술
- 녹말가루 ········· 1/2컵
- 달걀 흰자 ········ 1개

닭가슴살 밑간
- 참기름 ··········· 1/2작은술
- 소금 · 후추 ······· 약간

1 당근, 양파는 곱게 다지고, 닭가슴살은 소금, 후추, 참기름으로 밑간한다.
2 1의 재료와 파슬리, 마늘, 대파를 믹서에 넣은 후 곱게 간다.
3 2의 재료를 믹싱볼에 담은 후 녹말가루와 달걀 흰자, 홍삼분, 맛술, 생갑즙, 소금을 넣어서 간을 한다.
4 3의 재료를 차지게 치대고, 랩 위에 얹어 돌돌 만 후 양 끝을 실로 단단하게 묶어 준다.
5 4에 바늘로 구멍을 낸 후 냉동실에 1시간 정도 보관한다.
6 5를 끓는 물에 10분 정도 삶아 찬물에 식히고, 기름을 두른 프라이팬에 노릇노릇하게 구운 후 좋게 썰어낸다.

소시지는 잘 치대야 맛있어요

소시지는 공기가 들어가지 않도록 차지게 치대야 구울 때 갈라지지 않는다. 이렇게 치댄 재료는 랩으로 싸서 구멍을 뚫는데, 이렇게 해야 속까지 잘 익고 부풀어 터지지 않는다.

홍삼치즈떡볶이

떡볶이 떡은 탄수화물은 많지만 다른 영양소가 부족하다. 따라서 홍삼이나 치즈 등 풍부한 재료를 더하면 영양 밸런스를 맞출 수 있다. 성장기 아이들이 가장 좋아하는 영양 간식이다.

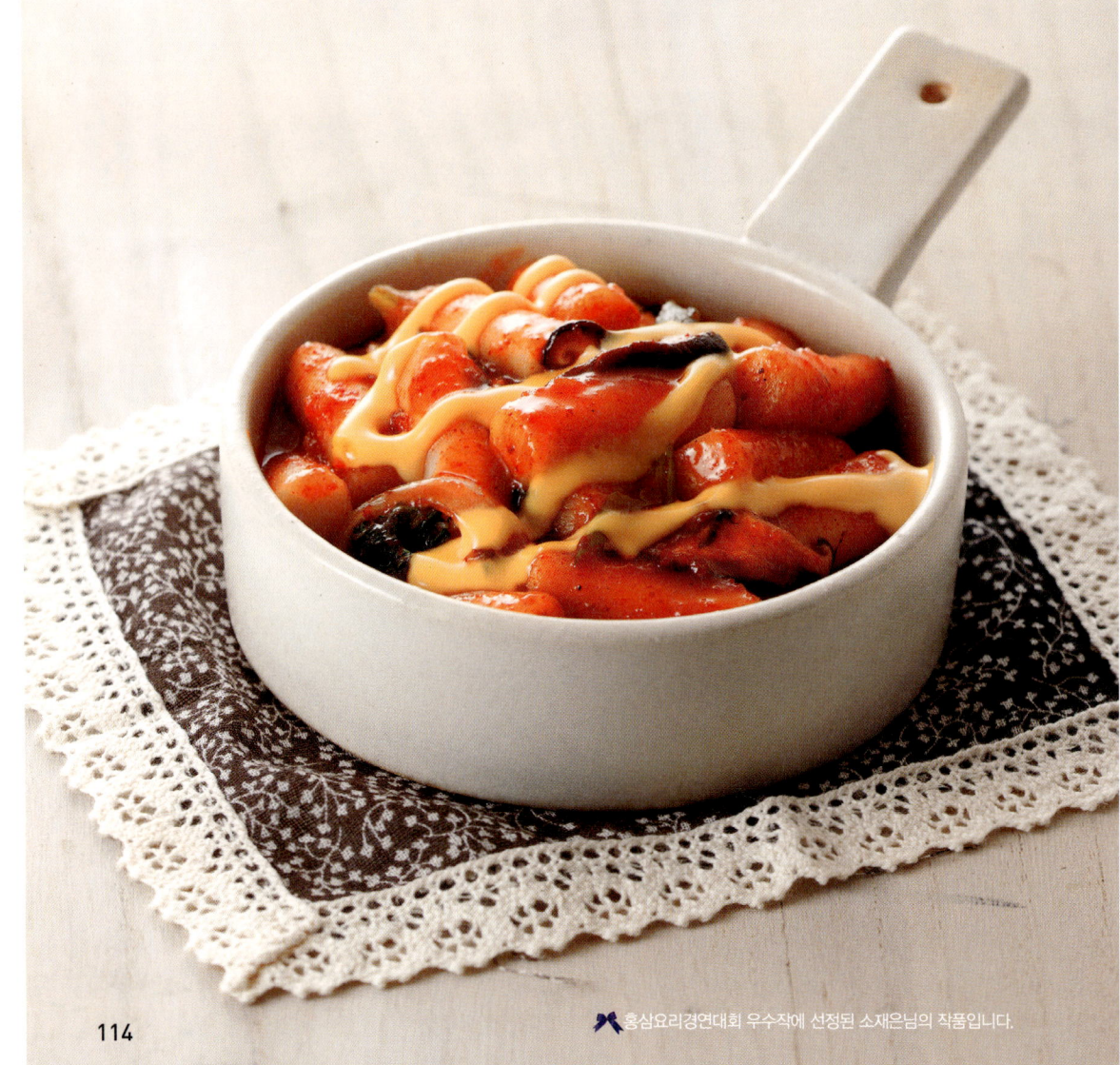

홍삼요리경연대회 우수작에 선정된 소재은님의 작품입니다.

재료

떡볶이 떡	200g
표고버섯	2개
대파	1/3대
양파	1/2개
깻잎	5장
참깨	1큰술
체다 치즈	약간
파슬리가루	약간

양념장

고추장	2큰술
고춧가루	1큰술
설탕	1/2큰술
다진 마늘	1큰술
다진 파슬리	1큰술
간장	1/2큰술
홍삼 농축액	1큰술
참기름	1큰술
소금·후추	약간

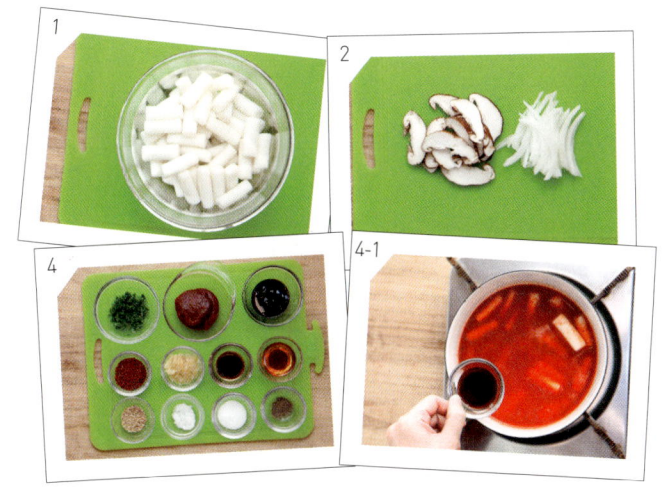

1 떡볶이 떡은 뜯어서 찬물에 한 번 헹군다.
2 표고버섯과 양파는 굵게 채 썬다.
3 대파는 어슷하게 썰고, 깻잎은 씻은 후 1센티미터 폭으로 썬다.
4 냄비에 물과 떡볶이 떡을 넣고, 홍삼 농축액, 참기름, 다진 파슬리를 제외한 분량의 양념장을 넣어서 끓인다.
5 4의 국물이 자작해지면, 홍삼 농축액과 2의 표고버섯, 양파를 넣고 한 번 더 끓인다.
6 떡볶이 떡이 다 익으면 불을 끄고, 깻잎, 대파, 참깨, 참기름을 넣는다.
7 접시에 떡볶이를 담고 체다 치즈와 파슬리가루를 뿌려 장식한다.

냉장고 속 식재료를 활용하세요

떡볶이를 만들 때, 떡 이외에 냉장고에 있는 재료를 활용하면 좋다. 표고버섯 대신 어묵이나 고기를 넣어도 좋고, 당근을 넣으면 색도 예쁘고 영양도 풍부해진다. 떡볶이 국물을 낼 때 생수 대신 고기 육수를 넣으면 맛이 더 깊어진다.

홍삼마늘소스치킨주머니

살균 효과가 뛰어난 마늘은 활성산소를 억제해 암을 예방해주는 대표적인 항암식품이다. 비타민 C와 비타민 B_1이 풍부해 피로회복에도 좋고, 마늘에 함유된 알리신은 기력회복에 도움을 준다. 마늘과 궁합이 잘 맞는 닭을 함께 요리하면 맛도 있고 건강에도 좋다.

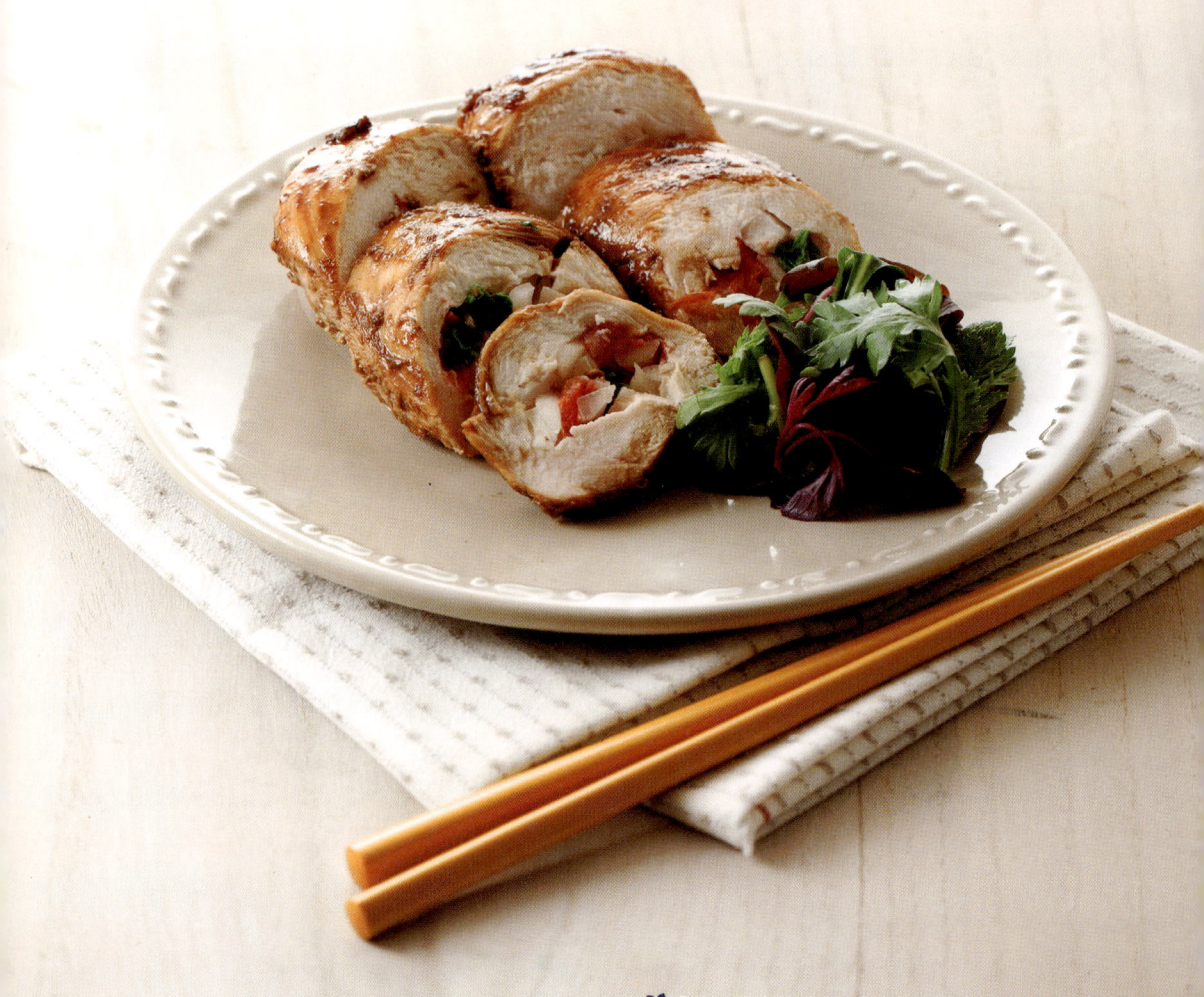

홍삼요리경연대회 우수작에 선정된 정혜지님의 작품입니다.

재료
- 닭가슴살 ····· 2조각
- 얼갈이배추 ····· 3줄기
- 양파 ····· 1/3개
- 토마토 ····· 1/3개
- 고추 ····· 1/4개
- 바질 ····· 3잎
- 마늘 ····· 2톨
- 식용유 ····· 1큰술
- 어린잎 채소 ····· 1/2줌
- 소금·후추 ····· 약간

홍삼마늘소스
- 홍삼톤 마일드 ····· 1팩
- 다진 마늘 ····· 1작은술
- 소금·후추 ····· 약간
- 물 ····· 1/2컵

1. 닭가슴살은 지방과 힘줄을 제거하고, 주머니가 되게 속을 판 후 소금, 후추를 뿌린다.
2. 양파, 토마토는 사방 1센티미터로 썰고, 얼갈이배추는 3센티미터로 썰고, 마늘은 편으로 썬다.
3. 고추는 길이로 반 자르고, 씨를 제거한 후 송송 썬다. 바질도 송송 썰어서 준비한다.
4. 기름을 두른 프라이팬에 다진 마늘을 볶다가 양파를 볶는다. 여기에 토마토, 얼갈이배추, 고추, 바질을 넣어서 한 번 더 볶는다.
5. 1의 속을 판 닭가슴살에 4의 재료를 넣고 이쑤시개로 잘 여민다.
6. 기름을 두른 프라이팬에 5의 닭가슴살을 노릇하게 굽고, 뚜껑을 덮은 후 5분 정도 굽는다.
7. 분량의 홍삼마늘소스를 만든 후 6에 넣어 3큰술 정도 남을 때까지 자작하게 조린다.
8. 7의 닭가슴살은 썰어서 접시에 담고, 어린잎 채소를 얹은 후 자작해진 홍삼마늘소스를 뿌린다.

닭가슴살은 센불에서 초벌구이하면 좋아요

닭가슴살 주머니는 센불로 초벌구이를 해야 고기의 육즙이 빠져 나오지 않고, 속의 재료도 식감이 그대로 살아 있다. 그런 다음 소스를 넣고 중약불에서 조리면 주머니 속의 재료에 간이 잘 스며든다.

믿고 살 수 있는 홍삼 매장

이 책에 소개된 홍삼 제품은 (주)한국인삼공사에서 직접 관리하여 믿을 수 있는 정관장 매장에서 쉽게 구할 수 있다.
가까운 정관장 매장이 궁금하다면 아래의 전화번호를 참고하자.
전국 매장 외에 대형 마트와 백화점, 면세점 등에서도 홍삼 제품을 구입할 수 있다.

서울특별시

강남구

GSE타워본점　02-3453-2304
강남구청역점　02-541-2304
개포점　02-459-2304
논현점　02-3444-2304
대치본점　02-566-2206
대치역본점　02-554-2304
대치타워본점　02-564-2304
도곡점　02-6205-2304
봉은사로본점　02-318-2303
삼성역점　02-508-2304
수서역점　02-451-2304
압구정로점　02-544-2303
압구정본점　02-3448-2304
역삼점　02-568-2304
일원점　02-3411-2312
청담사거리점　02-544-2304
코스모타워본점　02-556-2303
테헤란로본점　02-561-5330
한티역점　02-539-9701

강동구

강동구청역　02-485-2304
고덕점　02-427-2323
둔촌고사거리본점　02-484-2304
둔촌역점　02-482-2304
상일점　02-428-0389
선사점　02-442-2304
암사점　02-3426-2304
천호점　02-489-0385

강북구

미아삼양본점　02-988-2304
수유점　02-904-0325

강서구

김포공항점　02-6343-4882
까치산역점　02-2604-2304
등촌본점　02-2658-0389
발산점　02-2664-2304
방화점　02-2665-2305
염창점　02-2659-2304

화곡역점　02-2691-2304
화곡점　02-2065-2304

관악구

낙성대입구점　02-878-2304
보라매점　02-877-2304
봉천고개점　02-888-0303
서울대입구역점　02-882-2304
신림역점　02-875-2304
신림점　02-869-2304

광진구

광나루점　02-456-2304
능동점　02-3436-2304
아차산역점　02-455-2304
자양점　02-455-3304
구로　02-2066-2304
구로2동점　02-858-2304
구로디지털본점　02-864-5304
신도림역점　02-863-2304
오류점　02-2617-0309

금천구

독산사거리점　02-868-0389
시흥사거리점　02-892-9262

노원구

상계본점　02-935-2304
수락산역본점　02-936-2304
은행사거리본점　02-3392-2304
태능입구역점　02-975-0500
하계점　02-975-2304
도봉구방학점　02-3491-2304
쌍문점　02-996-2304
창동점　02-990-2304
동대문구답십리점　02-2217-2304
동명점점　02-968-0385
성행당점　02-960-2304
신설동역점　02-924-2304
영농인삼점　02-968-3338
이문점　02-969-2304
장안본점　02-2215-2304
전농점　02-2245-2304
제기역점　02-6370-0392

동작구

대방로점　02-821-2304
사당점　02-533-0389
상도역점　02-3280-9900
신대방점　02-845-2304
장승백이점　02-822-2304

마포구

마포구청역점　02-324-2323
마포역점　02-718-2302
상암점　02-309-2389
성산점　02-376-0355
신촌역점　02-707-3304
애오개역점　02-3142-2304
홍대입구역점　02-324-2304

서대문구

남가좌점　02-306-3336
서대문역점　02-312-2304
연세대세브란스본점　02-363-5304
연희점　02-332-5230
이대역본점　02-312-3304
증산역점　02-305-5333
홍제점　02-722-3489

서초구

교대역점　02-3478-2304
남부터미널역점　02-521-2304
반포본동점　02-3481-2304
반포자이본점　02-533-2304
방배역점　02-523-2304
방배점　02-598-2304
방배함지박사거리점　02-591-0303
삼호가든사거리점　02-593-2304
서초본점　02-585-0385
서초역점　02-598-0389
서초우성본점　02-586-3340
양재역본점　02-578-2304
포이사거리점　02-2057-2304
잠원점　02-532-3389

성북구

금호점　02-2294-2304

비트플렉스본점　02-2200-1320
성수점　02-497-2304
행당역점　02-2282-0382

송파구

개롱점　02-408-2312
거여역점　02-409-2308
레이크팰리스본점　02-420-2304
문정점　02-3012-2304
방이역점　02-417-2304
방이점　02-415-5253
송파역점　02-425-2304
신천역본점　02-419-2304
올림픽선수촌본점　02-430-2305
잠실나루역점　02-421-2303
잠실본점　02-425-0384
장지역점　02-448-2303

양천구

등촌로점　02-2062-2304
목5동점　02-2646-2304
목동본점　02-2655-2303
신정2동점　02-2652-2304
신정4동점　02-2065-8800

영등포구

KBS점　02-6099-7920
LG트윈타워점　02-780-2303
당산점　02-2069-0303
문래본점　02-2677-2304
신길점　02-845-3232
여의도동점　02-6341-2304
여의도역본점　02-3775-2304
영등포시장점　02-2665-2304

용산구

남영점　02-797-4565
동부이촌점　02-798-2353
원효로점　02-717-2304
이태원역점　02-796-2304
한강로점　02-795-0667
한남점　02-790-0355

은평구

구산역점　02-357-2304
구파발역본점　02-358-2304
불광역점　02-3157-8888
수색역점　02-307-2304
신사점　02-304-8579
연신내역점　02-384-2304
응암점　02-383-0389

종로구

SK종각점　02-2121-7651
광장시장점　02-2267-1483
광화문본점　02-720-2304
동대문시장점　02-2279-6035
동묘점　02-762-2304
안국역점　02-745-2304
종각역본점　02-734-2304
종로2가본점　02-747-2304
종로4가점　02-766-0303
종로5가역점　02-372-2303
종로5가역점　02-765-1001
평창점　02-395-2306
혜화역점　02-765-2303

중구

광희점　02-2272-3304
남대문시장점　02-773-7407
남대문점　02-774-2304
동대문운동장역점　02-2264-2304
명동점　02-318-2304
상왕십리역점　02-2231-2304
서울시청역점　02-3789-2350
소공점　02-754-2304
을지로본점　02-779-1147
충무로역점　02-2265-2304

중랑구

사가정역점　02-438-2304
상봉본점　02-492-2304
신내점　02-2208-2385
중화동점　02-434-2304

인천광역시

가좌점　032-583-0389
간석점　032-425-2304
갈산본점　032-528-2304
강화본점　032-934-1304
거북시장점　032-582-2304
검단점　032-566-1304
계산본동점　032-551-5304
계산역점　032-553-0399
구월점　032-429-2304
논현점　032-437-2303
동암역점　032-428-2303
동역점　032-777-2304
동춘점　032-815-2304
만수3동점　032-461-2304
만수점　032-471-2304
모래내시장점　032-466-2304

백운역점　032-505-2304
병방점　032-554-1304
부개점　032-524-2303
부평시장역점　032-515-2304
부평점　032-523-0388
산곡점　032-330-2304
삼산점　032-512-1304
석바위본점　032-868-2304
선학점　032-816-2304
소래역점　032-431-2304
송도점　032-811-2304
심곡점　032-564-1304
영종운서점　032-752-2304
옥련점　032-831-5304
용현점　032-884-5353
원당점　032-568-2304
작전점　032-543-2304
주안점　032-865-2304
청학점　032-813-2304
학익점　032-875-2304

경기도

가평군

가평점　031-581-2305

고양시

대화역　031-915-2304
마두역점　031-905-0389
원당역점　031-976-0389
주엽역점　031-911-8008
탄현역점　031-921-0304
풍동점　031-903-2385
행신점　031-979-2304
화정점　031-973-2340
후곡점　031-925-0304

과천시

과천점　02-502-1304
과천중앙점　02-507-0389

광명시

광명사거리점　02-2683-2304
이마트광명소하점　02-899-5305
철산역본점　02-2613-2303
하안사거리점　02-891-2304

광주시

경안점　031-798-2304
곤지암본점　031-798-3466
광주점　031-764-9433
오포점　031-768-0385

구리
구리역점　031-554-2304

군포시
군포역점　031-396-3385
당정동점　031-457-2304
산본시장점　031-394-0303
산본역점　031-397-0853

김포시
감정점　031-996-2304
고촌점　031-986-2304
김포점　031-997-2304
장기점　031-983-5304
풍무점　031-983-2304

남양주시
금곡점　031-595-2304
더쇼점　031-521-2304
도농역점　031-565-2304
장현점　031-528-0389
청학점　031-821-0385
평내점　031-566-2304
호평점　031-593-2388
화도점　031-592-2305

동두천시
생연점　031-857-2304
지행점　031-862-1304

부천시
도당점　032-682-0325
부천역점　032-666-0399
상동점　032-324-2389
송내점　032-662-2304
역곡점　032-349-2304
원종점　032-682-1003
중동시장점　032-668-2323
중동점　032-215-0303

성남시
남한산성역점　031-745-2304
단대오거리역점　031-744-0389
모란역점　031-757-0358
미금역점　031-717-0349
백현본점　031-8017-2304
분당동점　031-781-0303
서판교본점　031-706-2304
서현역점　031-708-0385
수내역점　031-726-1177
신흥점　031-746-2304
야탑역점　031-704-3389

오리역점　031-715-4055
이매본점　031-781-2304
정자본점　031-715-5385
정자역점　031-715-7755
중탑점　031-703-2304
태평점　031-757-2304
푸른마을점　031-712-0023

수원시
구운점　031-292-2304
권선동점　031-223-2304
남문점　031-257-0600
망포점　031-205-0349
매산로점　031-250-9666
매탄점　031-216-0389
방죽역점　031-204-2304
법원사거리점　031-212-3203
영통동점　031-205-2304
영토로본점　031-204-2303
인계본점　031-234-2304
인계점　031-213-0399
정자3동점　031-268-2304
정자점　031-243-2304
조원점　031-268-0304
천천본점　031-271-2304
화서시장점　031-257-2304

시흥시
능곡점　031-317-2305
대야점　031-315-1302
시화공단점　031-432-8636
신천점　031-435-0389
장곡점　031-504-2304
정왕점　031-434-2788

안산시
고잔역점　031-475-5403
본오점　031-415-2304
상록수역점　031-437-2304
선부동점　031-484-2388
성포점　031-414-2304
원곡본점　031-493-3304
중앙역점　031-405-2304
초지점　031-403-8448
한대역점　031-502-2304

안성시
공도점　031-655-2304
안성점　031-676-2304

안양시
관악역점　031-471-2304

관양점　031-425-2303
범계역점　031-381-2304
비산점　031-384-2303
신촌점　031-386-3304
안양동점　031-441-2304
인덕원점　031-426-2303
중앙로점　031-464-2303
평촌역점　031-381-0399
호계본점　031-429-2335

양주시
고읍점　031-847-2304
양주점　031-859-2385

양평군
양평점　031-774-7337

여주군
여주점　031-885-0385
연천군　031-833-2304

오산시
세교점　031-374-2388
오산점　031-377-0395
원동본점　031-378-2304

용인시
구성점　031-283-2304
기흥점　031-274-4963
김량장점　031-333-5000
동백중동점　031-281-3373
동천점　031-263-0380
보라점　031-287-2307
보정점　031-272-2304
상현점　031-896-0304
성복점　031-266-6323
신봉점　031-265-2304
죽전점　031-266-8817
중앙동점　031-336-5385
포곡점　031-322-2304
풍덕천점　031-264-2304
흥덕본점　031-212-3358

의왕시
내손점　031-426-2304
의왕점　031-477-2304

이천시
이천점　031-633-5068
이천중리점　031-637-0389
장호원본점　031-642-0304

파주시
교하점　031-946-2350

금촌점　031-945-6543
문산점　031-954-2304
봉일천점　031-943-2852
운정점　031-948-2304

평택시

비전점　031-658-2304
서정리역점　031-666-3385
송탄점　031-663-5353
안중점　031-682-0666
이충점　031-652-2304
평택동점　031-692-2304

포천시

송우점　031-534-2304

하남시

신장점　031-795-0385
풍산점　031-794-2303

화성시

남양점　031-357-8203
동탄점　031-8003-0389
동탄본점　031-613-2304
병점역점　031-237-2304
봉담점　031-255-2304
서경기화성태안점　031-224-2304
향남점　031-354-9555

강원도

관설점　033-744-3434
교동점　033-655-2304
나안점　033-535-2304
남춘천본점　033-264-2304
단구본점　033-761-9304
동해점　033-535-0382
무실점　033-743-5147
봄내점　033-262-2304
삼척점　033-575-2304
석사점　033-263-4955
속초점　033-638-2304
쌍다리앞점　033-765-0303
영월점　033-374-4858
옥천점　033-644-2304
원주중앙점　033-732-2304
조양점　033-636-2304
주문진점　033-661-2303
중앙로점　033-254-0389
진부점　033-336-2304
철원점　033-452-1304
태백점　033-553-0389
퇴계점　033-255-2304

포남점　033-653-2304
홍천점　033-434-2582
횡성점　033-342-0389
후평점　033-242-2304

충청북도

가경점　043-236-2304
강서본점　043-238-2304
공단점　043-276-2304
광혜원점　043-537-2304
광혜원점　043-537-2304
금왕점　043-883-2304
금천점　043-269-2304
내덕점　043-224-2304
복대점　043-232-2304
분평점　043-283-2304
사창점　043-266-2304
사천점　043-217-2304
산남본점　043-297-2304
수곡점　043-265-2304
영동점　043-744-2304
오송점　043-239-2304
오창점　043-215-2303
옥천점　043-731-2304
용암점　043-294-2304
율량점　043-241-2304
음성점　043-873-2304
장락점　043-648-2304
중앙로점　043-645-2304
증평점　043-838-0325
진천점　043-533-2304

충청남도

계룡점　042-841-0325
고려인삼창점　041-830-3333
공주점　041-854-2304
금산점　041-751-2305
내동점　041-732-2304
논산점　041-733-5399
당진읍점　041-355-2304
대천점　041-933-2389
동문점　041-669-2304
두정점　041-566-2304
모종점　041-547-2304
배방점　041-532-2304
백석점　041-567-2304
보령점　041-936-2304
부여점　041-835-4223
불당점　041-579-2304
서천점　041-952-0382
성정점　041-574-2304

신관점　041-852-2305
신방점　041-592-2304
신부본점　041-561-2304
쌍용점　041-572-2304
예산점　041-331-2304
온천점　041-543-2304
용화점　041-546-2304
원당점　041-353-2304
읍내점　041-663-0304
조치원점　041-866-2304
직산점　041-582-2304
천안역점　041-551-2304
청수오거리점　041-556-0385
청양점　041-944-2304
충무로점　041-571-0385
태안점　041-674-0355
홍성점　041-631-2323

대전광역시

가오점　042-282-2304
갈마점　042-535-2304
관저점　042-542-0345
노은점　042-487-2304
대동점　042-621-2304
둔산점　042-472-0325
둔산타임점　042-477-2304
만년점　042-488-0345
목동사거리점　042-256-2304
반석사거리점　042-826-2303
법동점　042-672-2304
변동점　042-531-2304
부사점　042-242-2304
산성점　042-581-2304
삼성본점　042-627-0326
삼천점　042-526-2304
서사거리점　042-224-2304
송강점　042-931-0389
신탄진점　042-932-2304
어은점　042-863-2304
오정점　042-624-2304
월평점　042-477-2389
유성역점　042-825-3359
전민점　042-864-0389
정림점　042-582-3304
중리사거리점　042-623-2309
탄방점　042-527-2304
태평로점　042-532-2304
테크노밸리점　042-934-2304

전라북도

기린로점　063-288-1439

김제본점	063-542-2305
나운점	063-465-2304
남원점	063-636-2304
남중점	063-837-2304
대학로점	063-466-2304
도통점	063-634-2304
모현점	063-852-2304
부송점	063-836-2304
부안점	063-584-2304
삼례점	063-278-2304
삼천점	063-276-2304
서신점	063-271-2304
송천센트럴파크	063-254-2304
송천본점	063-255-2304
수송점	063-464-2304
순창본점	063-653-5304
영등점	063-836-0303
요촌점	063-542-2304
이동교본점	063-221-2305
인후점	063-245-2304
임실점	063-644-2304
전동점	063-285-3434
정읍점	063-533-2304
중앙동점	063-853-8182
중앙로점	063-442-2304
중화산점	063-225-2304
팔달로점	063-273-2304
평화점	063-236-2304
하나사거리본점	063-832-2304
호성점	063-241-2304
홍산로점	063-214-2304
효자점	063-228-0382

전라남도

강진점	061-434-1304
고흥점	061-832-2304
광양읍점	061-763-2304
광양점	061-793-2304
나주점	061-334-1133
남악점	061-243-2304
담양점	061-383-0382
보성점	061-853-2389
보성점	061-853-2389
북항점	061-279-2304
상동본점	061-287-2304
서교점	061-641-0303
순천역점	061-724-2304
신기점	061-686-2304
여서점	061-654-2303
연향점	061-725-2304
영광점	061-353-2383
영산포점	061-333-2304
완도점	061-555-2304
왕지점	061-727-2304
용당점	061-272-3336
장성점	061-395-2304
장흥점	061-864-1942
조례점	061-726-3900
중앙로점	061-746-2304
중앙본점	061-665-2304
진도점	061-542-2304
하당점	061-282-8006
학동점	061-683-2304
함평점	061-324-2304
해남점	061-534-2304
화순점	061-371-0303

광주광역시

금호본점	062-655-2304
금호운천로점	062-371-2303
남문로점	062-232-2304
노대점	062-653-7300
농성점	062-352-0399
대인점	062-226-0399
동림점	062-524-2304
두암점	062-263-1217
두암타운점	062-513-2304
문흥점	062-266-2304
방림점	062-675-2304
봉선점	062-655-2303
상무점	062-373-7345
송정점	062-946-2304
수완로본점	062-955-2304
신창점	062-959-2304
쌍촌점	062-376-2304
양산점	062-576-1133
운남점	062-952-2303
운암사거리점	062-523-2304
운암점	062-515-2304
일곡로점	062-573-2304
전대병원오거리점	062-227-2304
주월점	062-654-0389
진월점	062-671-2304
첨단점	062-971-2304
풍암본점	062-383-2304
하남점	062-956-3373
화정점	062-365-2304

경상북도

경산점	053-815-8585
김천점	054-434-2304
대신점	054-430-2304
대이본점	054-281-3304
문경본점	054-556-2304
봉곡점	054-451-3030
상도점	054-274-2304
상모점	054-464-2304
상주점	054-534-5389
서부동점	054-743-2304
선산점	054-481-2727
성건점	054-763-2304
성주점	054-932-2304
송현점	054-843-0345
안강점	054-763-0304
안동역점	054-843-2304
영덕점	054-732-0329
영주점	054-638-8949
영천점	054-332-2304
예천점	054-653-2304
오천점	054-292-2304
옥계점	054-475-2304
옥동점	054-855-2304
왜관점	054-977-2304
울진점	054-781-5100
웅상점	055-387-2304
원평점	054-451-2304
의성본점	054-834-2304
인동점	054-473-2305
장량점	054-253-2304
죽도점	054-273-2304
창포점	054-232-2304
풍기점	054-634-2304
하양점	053-852-2304
형곡점	054-458-2304
황성점	054-749-2304
흥해점	054-254-2304

경상남도

가호본점	055-756-2003
강남점	055-752-1304
거창점	055-944-2712
고성점	055-674-2959
고현점	055-635-1722
금산점	055-753-2304
남성본점	055-247-1304
남해점	055-863-0300
내서점	055-232-0349
내외점	055-336-2304
능포점	055-682-3369
대방점	055-282-1304

도계점	055-276-2304
명곡점	055-273-1313
밀양점	055-351-2304
반송본점	055-274-2304
범어점	055-381-2304
부원점	055-331-2304
북신점	055-645-0386
사천점	055-853-2304
산청점	055-974-2304
삼계점	055-312-2304
삼천포점	055-833-0323
상남시장본점	055-267-2304
상남점	055-285-1304
상대점	055-756-2304
서창점	055-365-2304
서호점	055-649-2304
석동점	055-542-3567
석전점	055-298-2304
소답점	055-294-2304
송학점	055-542-1800
신안점	055-742-0313
어방점	055-328-2304
옥포점	055-688-0313
용원점	055-541-2304
용호점	055-266-3166
웅산점	055-387-2304
월영점	055-242-0026
율하점	055-335-0303
의령점	055-572-2304
장대점	055-747-0304
장유점	055-313-2304
장평점	055-635-0383
중부점	055-367-2304
중성점	055-245-9776
중앙동점	055-224-3633
진영점	055-345-3389
창녕점	055-533-3048
팔용점	055-298-8400
평안점	055-745-7677
하동점	055-883-9200
함안점	055-584-2304
함양점	055-962-3403
합성점	055-256-0304
합천점	055-932-2003
호계점	055-256-2304

대구광역시

각산역점	053-961-2304
감삼점	053-523-2304
관음점	053-325-2304
남산점	053-629-0384
다사점	053-525-2304
장기점	053-557-2304
대명점	053-654-0384
도원점	053-624-2304
동산본점	053-256-2305
동천본점	053-326-2304
두산점	053-782-1112
만촌점	053-741-2304
매호점	053-793-2304
방촌점	053-981-2304
봉덕점	053-471-1323
산격점	053-951-2304
서변점	053-944-2304
성당점	053-657-2304
수성교점	053-746-2304
신당점	053-591-2304
신매본점	053-794-2304
신암본점	053-957-2304
신천점	053-755-1905
약령시점	053-424-2304
원대점	053-357-3424
월배역점	053-631-3331
이곡점	053-584-2304
침산점	053-353-2304
큰고개오거리점	053-567-2304
평리점	053-558-2304
화원점	053-634-2304
황금사거리점	053-765-2304

부산광역시

가야점	051-896-2304
감만점	051-902-2304
거제본점	051-503-0399
광안점	051-759-2304
괘법점	051-325-2304
괴정점	051-294-1810
구서점	051-582-2304
금곡점	051-364-2304
기장점	051-723-3231
남천점	051-627-1939
남포점	051-231-2304
다대포본점	051-248-2304
당감점	051-898-2304
당리역점	051-271-2304
대연점	051-611-2382
덕천본점	051-337-1777
동광점	051-442-2304
동대신점	051-231-3434
동삼점	051-404-2304
만덕점	051-336-1304
명장역점	051-532-2304
명지본점	051-294-2304
모라점	051-321-2304
문헌점	051-632-2304
미남사거리점	051-552-2304
반송점	051-545-2304
반여점	051-532-1001
범일점	051-646-2304
좌4동점	051-744-2304
역점	051-441-2304
부전1동점	051-817-8686
부전2동점	051-809-0308
부전점	051-803-5487
사직운동장점	051-507-8484
센텀본점	051-751-2304
수안점	051-554-0073
수영역점	051-754-2304
안락점	051-531-2304
양정점	051-868-2304
엄궁점	051-311-2304
연산2동점	051-861-0308
연산4동점	051-861-0308
연산9동점	051-757-8896
영선점	051-418-0399
온천동점	051-553-2304
용호점	051-612-2304
우동점	051-741-3232
장림점	051-262-2304
장전역점	051-516-0308
전포본점	051-819-2304
정관본점	051-728-5304
좌동점	051-701-2304
주례점	051-327-0304
중동점	051-731-2304
초읍점	051-809-2304
화명점	051-333-2304

제주도

광양점	064-753-2304
노형점	064-745-2304
대정본점	064-794-0389
서귀점	064-733-2304
서사라점	064-751-2304
연동점	064-747-2304
연북로본점	064-746-2304
일도점	064-721-2304

100세 건강 지키는
홍삼보양밥상 40가지

펴낸날	초판 1쇄 2011년 11월 30일

엮은이	한국인삼공사
펴낸이	심만수
펴낸곳	(주)살림출판사
출판등록	1989년 11월 1일 제9-210호

경기도 파주시 교하읍 문발동 522-1
전화 031) 955-1350   팩스 031) 955-1355
기획·편집 031) 955-4671
http://www.sallimbooks.com
lohas@sallimbooks.com

ISBN 978-89-522-1651-9 13590

* 값은 뒤표지에 있습니다.
* 잘못 만들어진 책은 구입하신 서점에서 바꾸어 드립니다.

책임편집 **박종훈**